HISTOIRE

D'UNE

ÉPIDÉMIE DE SUETTE MILIAIRE

QUI A RÉGNÉ PENDANT LES MOIS

de Mars, Avril et Mai 1860 à DRAGUIGNAN (Var)

PAR

M. DUMAS

PROFESSEUR A LA FACULTÉ DE MÉDECINE DE MONTPELLIER

CHEVALIER DE L'ORDRE IMPÉRIAL DE LA LÉGION D'HONNEUR, MEMBRE DE PLUSIEURS SOCIÉTÉS SAVANTES
NATIONALES ET ÉTRANGÈRES

MONTPELLIER

BOEHM ET FILS, IMPRIMEURS DE L'ACADÉMIE, PLACE DE L'OBSERVATOIRE.

1866

Extrait des Mémoires de l'Académie des Sciences et Lettres de Montpellier. (Section de Médecine.)
(Tome IV, année 1865.)

HISTOIRE

D'UNE

ÉPIDÉMIE DE SUETTE MILIAIRE

Qui a régné pendant les mois de mars, avril et mai 1860 à Draguignan (Var)

Chargé, par M. le Préfet de l'Hérault, de nous rendre au milieu de populations qu'une épidémie de suette miliaire décimait depuis quelques mois, nous croirions ne pas avoir complété notre tâche si nous ne faisions connaître à l'Académie le résultat de notre mission. C'est donc pour remplir un devoir, que nous nous permettons de lui adresser un travail qui, sous une plume plus exercée et plus habile, aurait acquis plus d'importance et plus d'intérêt, mais que nous serons heureux de voir accueillir comme un nouveau témoignage de déférence et de respect pour la haute sollicitude avec laquelle elle veille à tout ce qui intéresse la santé publique.

Concentrer, réunir en un faisceau les documents qui se rattachent à l'étude des maladies épidémiques ou populaires, disions-nous dans une autre circonstance, est le seul moyen de remonter à leurs causes probables, en déterminant, pour certaines d'entre elles du moins, les conditions tant générales qu'individuelles qui préparent leur développement, déterminent leur apparition, facilitent leur dissémination et mettent un terme à leurs ravages.

C'est pour concourir, autant qu'il est en nous, à ce résultat si désirable, que, modeste pionnier, nous venons ajouter les quelques matériaux qu'il nous a été donné de recueillir en dehors du théâtre habituel de nos travaux, matériaux qui, par l'importance des intérêts qui s'y rattachent, nous ont paru mériter quelque attention.

Il résulte des renseignements mis à notre disposition lors de notre voyage à Draguignan, que pepuis assez longtemps déjà une maladie cutanée à marche aiguë, caractérisée par des sueurs abondantes et une éruption vésiculeuse, la suette miliaire, en un mot, avait fait son apparition dans cette ville ; car depuis 1851, les hommes de l'art en observaient annuellement quelques cas, mais leur petit nombre et leur isolement n'éveillèrent aucune inquiétude. Dès 1858, les cas devinrent plus nombreux, tout en ne se multipliant point assez pour constituer une maladie populaire ou à forme épidémique ; mais leur gravité relative devint plus grande que par le passé, bien que le plus souvent, pour ne pas dire toujours, l'emploi d'un éméto-cathartique mit fin aux inquiétudes des malades et aux préoccupations du praticien.

Avec l'année 1860 il ne devait plus en être ainsi ; car, dès la fin du mois de mars, on vit la maladie frapper simultanément un plus grand nombre d'individus et présenter une gravité tellement insolite, que de nombreux décès ne tardèrent pas à émouvoir la population. C'est, en effet, vers le 26 de ce mois que nous voyons figurer pour la première fois la suette comme cause de décès, sur l'extrait des registres de l'État civil, que nous avons sous les yeux, bien que quatre ou cinq annotations antérieures nous permettent de penser, vu ce qui s'est passé depuis, que les mots *fièvre ataxique-pernicieuse*, employés pour indiquer la cause des morts enregistrées les 8, 9, 17 et 23 du même mois, fussent, à notre avis, la première expression de ce qui devait rendre l'épidémie si meurtrière. Les caractères extérieurs (sueurs profuses et exanthème), faciles à reconnaître pour tout le monde, ont pu tromper, en effet, les masses sur la véritable nature de l'épidémie, dont la caractéristique propre était bien moins dans l'exanthème que dans la nature de la fièvre concomitante, fièvre qui n'a été que l'expression d'une mutation vitale due à l'intoxication paludéenne ou maremmateuse, on ne peut plus fréquente à Draguignan, par suite de conditions d'insalubrité toutes locales qu'il importe de signaler.

TOPOGRAPHIE.

Placé sous le 7°,4 de longitude est et le 43°,31 de latitude nord, la ville de Draguignan, dont la population flotte entre 10 ou 12,000 âmes, est dans des conditions topographiques on ne peut plus favorables en apparence : c'est ainsi que située au centre d'une vallée fertile, sur un mamelon qui la place à 180 ou 185 mètres au-dessus du niveau de la mer, elle est à 180 mètres environ de la Nartuby, cours d'eau affluent de l'Argens, au pied du versant méridional d'un côteau assez élevé et cultivé de la base au sommet, qui l'abrite des vents du nord et dont l'ensemble porte le nom de *Malmont*.

Faut-il entrevoir dans cette dénomination (de Malmont) l'expression populaire et traditionnelle de conditions peu salubres, inhérentes aux localités qu'occupe le chef-lieu du département du Var ? La raison ne saurait répugner à une interprétation de ce genre, lorsque surtout nous voyons la portion ouest de la petite plaine que parcourt la Nartuby et qui s'étend de Draguignan à ce cours d'eau dans la direction du pont de Lorgues et à droite de la grande allée d'ormes séculaires qui font de cette tête de chemin une avenue des plus ombragées, porter, dans le langage du pays, le nom de *Maoujournaou*, dont on explique le sens par l'insalubrité des terrains, et la partie est de la même plaine placée à gauche de la même route, celui de *Négadis*, c'est-à-dire terrain noyé ou submergé ; expressions diverses qui sont on ne peut plus en harmonie avec l'idée qu'on peut se faire d'un pays marécageux.

L'axe de la vallée que nous cherchons à décrire, et qui plait à l'œil par sa gracieuse et active végétation, est parallèle à la ligne que suit le mistral ou vent du nord-ouest, c'est-à-dire dirigé du N.-O. au S.-E. Largement ouverte dans le dernier sens, ce qui permet aux vents du sud et du sud-est d'y pénétrer et de la parcourir avec la plus grande facilité, cette vallée est limitée à l'Ouest par une ceinture d'assez hautes collines dont l'ensemble porte le nom de *la Sègue*, et qui, courant tout d'abord du Nord au Sud, décrit ensuite une courbe qui lui permet de se diriger vers le S.-E., en perdant graduellement de sa hauteur.

Cours d'eau naturel.— C'est au pied de cette ceinture de collines, décrivant dans son ensemble un vaste cirque autour du Malmont, que serpente la Nartuby qui, dirigée de l'Est à l'Ouest dans la partie la plus élevée de son cours, c'est-à-dire depuis Montferrat et Chateau-Double jusqu'à sa rencontre avec le cours d'eau venant d'Amper, se porte, après cette réunion, du Nord au Sud, pour, en arrivant dans le voisinage de Draguignan, à 4 kilomètres environ à vol d'oiseau, pénétrer dans sa vallée par l'extrémité ouest du Malmont, et se diriger enfin du N.-O. vers le S.-E., pour se mêler à hauteur du Muy avec les eaux de l'Argens.

Il résulte de l'esquisse qui précède, que la ville de Draguignan est située dans la partie nord d'un bassin entouré de hautes collines couvertes d'oliviers dans les parties cultivées, de pins dans celles qui le sont peu, et qui vers le S.-E. disparaissent par suite de dégradations successives. Elle est dès-lors abritée contre l'action des vents du nord, qui suivent la direction de la Nartuby, et n'est accessible qu'aux vents du sud, sud-est et nord-ouest ou mistral, qui n'arrive jusqu'à elle cependant qu'en franchissant les collines de la Sègue.

Constitution du sol. — Comme éléments géologiques ou constitutifs du du sol dont nous venons d'esquisser l'aspect extérieur, nous trouvons pour assise inférieure, dans la série des calcaires, qui peut seule nous intéresser ici, une couche énorme de muschelkalk ou calcaire conchylien, au-dessus duquel se superposent en strates plus ou moins épaisses et successives, pour la partie basse de la vallée, du calcaire magnésien ou siliceux, du gypse, des marnes à nids de pyrites et des alluvions constituant l'humus ou terre végétale. À ces couches se surajoutent, pour les collines ambiantes, des dépôts de lignites qui se convertissent facilement en gypse, et dont la puissance vers Draguignan s'élève, d'après M. le comte de Villeneuve-Flayosc, jusqu'à près de 500 mètres, en y présentant le plus souvent une altération de couleur qui s'observe non moins fréquemment dans l'argile qui accompagne ces masses considérables de plâtre.

Au-dessus reparaissent de nouveaux calcaires, et en particulier le jurassique, caractérisés par une porosité remarquable, ce qui leur a fait donner le nom de *malauce* par les habitants du Var.

Cette porosité, due à l'action dissolvante des eaux pluviales qui s'infiltrent et pénètrent la masse gypseuse, donne aux constructions peu de stabilité et a déterminé dans la plaine même de Draguignan et sur le coteau qui la limite vers le Nord, des crevasses communiquant avec de grandes cavités dans lesquelles les eaux s'accumulent. Plus tard ces mêmes eaux affluent dans la vallée, à la surface de laquelle elles sont en quelque sorte maintenues par une couche imperméable de marne placée à 1 mètre de profondeur à peine, ce qui entretient par cela même une grande humidité dans les points appelés *Maoujournaou et Négadis*, ainsi que dans toute la vallée, qui offre ainsi, comme nous le disions ci-dessus, des conditions on ne peut plus analogues à celles d'un marécage.

Cours d'eau artificiel. — A ces conditions d'humidité constante que nous venons d'indiquer, et qui sont la conséquence nécessaire de la constitution du sol et de la grande quantité d'eau qui le pénètre de toutes parts, ou s'écoule à sa surface (les sources étant nombreuses dans les alentours de Draguignan), s'ajoutent celles qui dépendent du mode d'écoulement, d'emploi et d'évacuation des eaux du canal d'irrigation qui, d'une longueur de 6 kilomètres environ, et attaché au coteau du Malmont, emprunte à la Nartuby les eaux nécessaires à l'arrosage de certaines propriétés en amont et en aval de la ville, à la mise en activité des usines de divers genres qui fonctionnent dans son intérieur ou aux alentours.

Ce canal, qui débite 250 litres d'eau environ par seconde, présente dans son parcours une pente de 1 à 2 millimètres par mètre ; il est creusé au nord de la ville et aboutit au voisinage de l'hôpital, où il alimente les bassins du lavoir public. Pures de tout mélange ou à peu près, ces eaux, arrivées dans l'intérieur de Draguignan, sont arrêtées dans leur parcours par six barrages, dont un de 6 mètres environ de hauteur, et les cinq autres de 4 ou de 3, selon les besoins des usines qui y ont recours, telles que ressences, moulins à huile, moulins à farine, tanneries, savonneries, etc. Il résulte de cette disposition une pente assez médiocre qui ralentit le cours des eaux auxquelles viennent se mêler toutes sortes d'immondices, les eaux sales des tanneries, des savonneries, des moulins à huile, des éviers, les matières fécales, les urines, les boues et tous les débris végétaux ou animaux qui, déposés sur la voie publique, sont tôt ou tard entraînés par les pluies ou les eaux courantes provenant des fontaines. Ces eaux, devenues à leur sortie aussi impures qu'elles l'étaient peu à leur arrivée, tiennent ainsi en suspension une grande quantité de matières putrescibles, qu'elles entraînent dans des conduits couverts où elles les déposent, formant ainsi à la longue des couches plus ou moins épaisses de matières altérées qui constituent sous le sol un foyer incessant d'émanations délétères ; leur pénétration dans un terrain essentiellement perméable jusqu'à une certaine profondeur, c'est-à-dire jusqu'à la couche d'argile sous-jacente, leur permettant de se mêler à la nappe d'eau qui alimente les puits ou les sources du voisinage.

Divisées ainsi en mille canaux souterrains ou creusés à la surface du sol, et parcourant les divers quartiers de la ville, dans lesquels elles entretiennent des conditions d'insalubrité d'abord inappréciables, mais qu'un peu d'attention ne permet pas de méconnaître, ces eaux se réunissent plus tard dans la partie basse, où elles ressemblent plutôt à des eaux d'égout qu'à tout autre chose, tant les résidus et les immondices de toute sorte leur donnent une coloration foncée et une odeur nauséabonde des plus désagréables. Elles arrivent ainsi dans la plaine, où elles circulent lentement à l'aide d'un canal d'évacuation qui, mal nivelé, sinueux, encombré par les éboulements des francs-bords ou des barrages artificiels, dont nous indiquerons bientôt l'origine, suit le *thalweg* de la vallée, c'est-à-dire sa partie la plus basse.

Dans ce point de leur cours, ces eaux, chargées de matières animales ou végétales décomposées, servent à l'arrosage des prairies qui couvrent cette portion du territoire ; et toutes les fois qu'on procède à cette opération, à l'aide de barrages mobiles ou martelières qui font refluer ces eaux et élèvent assez leur niveau pour qu'elles déversent sur les terrains qu'elles doivent féconder, les vents du midi apportent sur les maisons de l'Esplanade et des allées d'Azémar des émanations on ne peut plus fétides, qui obligent les habitants à fermer leurs croisées. Ces émanations, qui ne sauraient être que malsaines, sont moins abondantes quand on n'arrose pas, mais elles ne s'en élèvent pas moins dans l'atmosphère d'une manière constante, parce que, dans le but de ramasser des engrais, les propriétaires riverains du canal détournent les eaux à l'aide de petits barrages persistants, et les font arriver dans des fosses creusées à droite et à gauche des berges, où elles forment de véritables cloaques infects, et d'où se dégagent constamment des effluves de mauvaise nature, effluves dont la quantité augmente dans des proportions effrayantes sous l'influence des rayons du soleil, toutes les fois que les martellières en aval sont enlevées, ou que les eaux sont retenues en amont de la ville pour l'arrosage des parties élevées du territoire, comme cela a lieu deux fois par semaine au moins. Ces matières, déposées dans les fosses et dans le lit même du canal, sont alors en effet à découvert et sou- mises à l'action directe de l'air et du soleil, qui facilitent leur décomposition et le dégagement d'effluves d'autant plus dangereux, qu'il a lieu sur une surface de près de 50 hectares.

MÉTÉOROLOGIE

Les conditions topographiques que nous venons de passer en revue, nous permettent de comprendre jusqu'à un certain point l'état météorolo- gique de la vallée et de la ville de Draguignan qui, abritées contre les vents du nord par le Malmont, sont habituellement balayées, surtout à l'équinoxe du printemps, par les vents du nord-ouest ou mistral. En été, la brise qui s'élève de la mer, remonte par les vallées de l'Argens et de la Nartuby, qui se joignent au Muy, de manière à n'en plus faire qu'une seule qui s'étend jusqu'à Fréjus, et facilite ainsi l'arrivée jusqu'à Draguignan de la brise qui tempère sensiblement les chaleurs de l'été.

Ces diverses circonstances rendent le climat de Draguignan tempéré ; aussi les oliviers prospèrent-ils dans la vallée et sur les hauteurs jusqu'à près de 600 mètres au-dessus du niveau de la mer, tandis que dans quelques jardins on voit des orangers et des citronniers, dont les fruits ne mûrissent jamais il est vrai, végéter en pleine terre et résister assez faci- lement aux froids de l'hiver, sans qu'on prenne le soin de les couvrir. Ce fait tend à prouver que les variations tranchées de la température n'y sont pas aussi communes que dans d'autres points du bassin méditerranéen.

Les vents du nord-ouest et du sud-est sont donc ceux qui soufflent le plus habituellement dans cette vallée; et si ceux du nord y arrivent quel- quefois, ils n'atteignent point la ville elle-même, parce que le courant d'air suit alors la direction du lit de la Nartuby, qui en est à 180 mètres environ dans la direction du Sud au S.-O.

En 1860, après un hiver froid caractérisé par des recrudescences répétées, les vents d'est, accompagnés d'une humidité inaccoutumée et d'une douceur de température assez grande, ont presque constamment régné, ainsi que leurs dérivés dans la direction du Sud. Le nord-ouest, au contraire, ou mistral, qui souffle habituellement pendant cet équinoxe, n'a pas été observé depuis Pâques, tandis que des pluies abondantes et répétées ont eu lieu au contraire pendant les mois de mars et d'avril. Des variations atmosphériques brusques et quelques orages ont été aussi observés ; il est à noter néanmoins que ces derniers ont été moins communs que les autres années.

Indiquer ici la température habituelle et en particulier celle qui a régné pendant l'épidémie, eût été conforme aux demandes de l'Académie ; mais l'absence de travaux spéciaux ne nous a pas permis de recueillir les documents qui pouvaient seuls combler une lacune que nous regrettons.

CONDITIONS HYGIÉNIQUES.

En abordant cette partie de la question qui se rattache d'une manière si intime à l'histoire de l'épidémie dont nous cherchons à déterminer les causes et la nature, nous ne saurions assez nous empresser d'observer que la constatation de l'état actuel des choses ne saurait nous empêcher de reconnaître combien, grâce à l'initiative et au zèle des administrations locales qui se sont succédé, et dont les bonnes traditions se sont si heureusement continuées dans l'esprit de M. le Maire actuel, l'honorable docteur Bouyer, l'état de la voirie de Draguignan s'est amélioré, et combien la ville s'est en quelque sorte transformée depuis qu'il nous a été donné de la visiter pour la première fois en 1832. Les circonstances variées qui nous y ont ramené à diverses époques, nous ont permis en effet de constater chaque fois les résultats obtenus depuis une dizaine d'années surtout, et nous ne saurions qu'applaudir aux efforts réitérés et on ne peut plus intelligents d'une administration qui a tant fait pour la santé publique. Malheureusement l'incurie des populations, le respect des traditions, des habitudes, sont tels, que le zèle et la vo-

lonté de quelques hommes ne sauraient suffire, et nous nous estimerions
heureux si, en traçant le tableau qui a laissé dans nos souvenirs des traces
ineffaçables, nous pouvions convaincre les masses et leur bien faire comprendre la convenance, la nécessité des réformes proposées, leur inspirer
ainsi la pensée de seconder autant qu'elles le peuvent, — et elles peuvent
beaucoup, — les efforts d'une administration qui, pleine de zèle et du désir de
bien faire, n'est que trop souvent désarmée et impuissante devant l'inertie
des populations, inertie qui fait persister ces dernières dans une voie on
ne peut plus regrettable, perpétuant ainsi des conditions anti-hygiéniques
dont les tristes résultats ne sauraient être plus longtemps méconnus.

Voirie. — La ville de Draguignan, dont la position à peu près au centre
du département du Var en a fait le chef-lieu, a dû à cette circonstance un accroissement et un développement dont la disposition de ses divers quartiers
permet de suivre en quelque sorte les phases diverses. Les habitations qui
les constituent offrent en effet des traces évidentes du sentiment de bien-être,
des habitudes nouvelles de confortable et d'élégance qui se sont graduellement introduites dans une population essentiellement agricole. Jadis fermée
de murs dont de nombreuses tours hérissaient le faîte, cette petite ville,
habitée par des propriétaires ou de simples agriculteurs, était groupée,
ramassée autour et sur le rocher qui sert de base à la tour de l'Horloge. Les
maisons offraient à cette époque tous les inconvénients inhérents aux constructions faites dans les villes fortifiées, où le défaut d'espace et la nécessité
de s'enfermer dans les limites des murs d'enceinte, ne permettaient de donner
que peu de largeur aux rues, et de ne consacrer que des espaces bien limités
aux habitations.

Avec les nouvelles destinées que lui ont valu la résidence du chef de
l'administration départementale et celle des corps constitués, des administrations qui marchent nécessairement à sa suite, la ville de Draguignan a
pris son essor, elle a rompu les barrières qui l'étreignaient, et aux murs, aux
tours destinés à la défense de ses habitants, ont succédé de larges boulevards
complantés d'arbres, de nombreuses et élégantes constructions modernes
qui, surgissant comme par enchantement, ont formé de nouveaux quartiers
dont la distribution laisse peu à désirer, et complète de la manière la plus

heureuse les allées d'Azemar, le square qui vient d'y être établi, l'hôtel de la Préfecture et ses magnifiques jardins.

A ce point de vue, la ville de Draguignan nous semble présenter à l'observateur trois zones distinctes, qui indiquent les phases successives de son dévéloppement : une supérieure , une moyenne et une inférieure. La première continue, comme dans le passé, à être presque exclusivement habitée par les agriculteurs , qui ont conservé leurs vieilles traditions et n'ont rien, ou que bien peu, changé à leur emménagement intérieur.

La seconde, correspondant plus particulièrement à l'église, au marché aux herbes, à la place principale et s'étendant jusque vers le couvent des Dames du Bon-Pasteur, est surtout habitée par les artisans, les boutiquiers, les marchands de tout genre. Elle se relie insensiblement à la zone inférieure qui, à partir de la place, et correspondant aux beaux quartiers, est plus spécialement habitée et fréquentée par les fonctionnaires des divers ordres, tant civils que militaires, les riches négocians, les propriétaires, les avocats, les médecins, et tous les fournisseurs qui se groupent autour d'une clientèle de ce genre.

Ces divers quartiers reflètent d'ailleurs les habitudes, les traditions, la physionomie des classes qui les habitent : ainsi, tandis que la dernière de ces zones compte des rues bien aérées, d'une largeur convenable, pourvues de trottoirs, bien pavées ou macadamisées, dont quelques-unes complantées d'arbres de diverses essences, bordées de maisons spacieuses placées entre cour et jardin , percées d'un grand nombre de fenêtres, sont en général d'accord dans leur emménagement intérieur avec les règles d'une bonne hygiène, nous ne trouvons plus dans les deux autres que des rues étroites, tortueuses, mal pavées, défoncées, creusées d'ornières plus ou moins profondes que ne parcourent que trop souvent les eaux sorties des piles de macération des tanneries , et constituent ainsi de véritables cloaques d'eau fétide, dans lesquels macèrent et se décomposent des matières végétales et animales depuis longtemps accumulées. Ces rues ne jouissent pas toutes , en effet, du privilége des beaux quartiers, dans lesquels de doubles courants d'eau, jouissant d'une grande vitesse, grâce à l'inclinaison du sol, entraînent au loin les immondices et débris ménagers qui sont soir et matin jetés sur la voie publique. Ajoutons à cela que, dans la partie haute de la ville, des fumiers sont accumulés dans tous les coins et recoins des rues ou des impasses, sous les fenêtres et devant les portes des habitations, comme si notre espèce devait bien se trouver de vivre ainsi au milieu de matières susceptibles de fermenter et de se pourrir; double travail qui donne lieu à des émanations on ne peut plus dangereuses, et dont la présence dans l'atmosphère est révélée par les odeurs désagréables, infectes, qui s'exhalent de toutes parts.

Habitations. — Si de l'état des rues nous passons à celui des habitations, nous constatons que, dans l'enceinte du vieux Draguignan, l'espace a été mesuré avec la plus grande parcimonie. Les maisons étroites, de deux fenêtres de largeur pour la plupart, mais élevées, occupent aussi peu d'étendue que possible en surface, comme dans toutes les villes anciennes et limitées dans leur agrandissement par les dures servitudes des besoins de la défense. Les magasins sont étroits, profonds, mal aérés et non moins mal éclairés, partant humides et malsains; les allées étroites, obscures, humides, aboutissent à des escaliers qui sont dans de non moins mauvaises conditions et qui, privés à peu près complètement d'air et de lumière, ou n'en recevant que dans des proportions qui laissent beaucoup à désirer, aboutissent à des appartements dont les pièces ne sont pourvues que d'ouvertures étroites et peu nombreuses, ne laissant pénétrer qu'une bien faible quantité d'air et de lumière; heureux encore si, ouvrant sur les rues, les fenêtres empruntent l'un ou l'autre à un milieu moins vicié, en dépit de ce qui précède, qu'à celui des cours intérieures communes à plusieurs habitations voisines, dont tous les étages fournissent un contingent d'immondices de tout genre qui, s'accumulant dans ces espèces de puits profonds de trois ou quatre étages, s'y décomposent et constituent des foyers d'infection dont la pernicieuse influence ne saurait être égalée que par le dégoût qu'inspire leur contenu.

Aux eaux pluviales et ménagères s'ajoutent, en effet, dans ces immondes cloaques, tous les débris possibles, ainsi que les produits excrémentitiels d'une population entassée et pour qui les soins de propreté sont si peu habituels, que les murs qui les protègent n'ont pas été blanchis depuis un temps immémorial, une couche épaisse de saletés de tout genre s'y étant concrétée et donnant une preuve incontestable de l'incurie des habitants qui se sont succédé et ont continué à croupir dans des conditions déplorables de l'insalubrité la plus évidente.

A ces mêmes conditions, plus accentuées si c'est possible, s'associent, dans les quartiers voisins de la tour de l'Horloge, les habitudes traditionnelles d'entasser bêtes et gens dans des maisons basses, non récrépies, pourvues d'une seule ouverture appelée fenêtre, bien qu'elle ne présente trop souvent que les dimensions d'une simple lucarne. On n'y pénètre, d'ailleurs, qu'à la condition de traverser une écurie qui ne reçoit de l'air et de la lumière que par une porte basse, derrière laquelle sont une ou plusieurs bêtes de somme dépourvues de litière. Celle-ci n'étant que trop souvent remplacée par des excréments détrempés d'urine qui imprègnent le sol et laissent échapper des odeurs infectes qui, s'élevant à leur tour au travers d'un escalier obscur, arrivent jusqu'aux pièces placées au-dessus, dans lesquelles tous les membres d'une même famille se trouvent réunis pour prendre leurs repas et se livrer au repos.

Alimentation. — A côté de ces habitations, si peu en harmonie par leur emménagement et leurs dispositions intérieures, avec les conditions de salubrité nécessaires à la santé de leurs habitants, nous trouvons une alimentation en général suffisante, les viandes, le pain, le vin, étant de bonne qualité. A cet égard, néanmoins, il importe d'établir des catégories ; car si les gens riches se nourrissent bien, et si la classe agricole corrige jusqu'à un certain point, par sa sobriété et ses travaux en plein champ, sous la bienfaisante influence de l'air et de la lumière solaire, ce que les aliments dont elle fait usage peuvent laisser à désirer, il n'en est pas de même de la classe moyenne, ou mieux de celle des artisans, qu'il importe de diviser en deux groupes, selon qu'ils sont chefs d'établissement ou simplement ouvriers. Autant, en effet, les premiers vivent d'une manière convenable, avec ordre et économie, autant les derniers, entraînés par des habitudes irrégulières, sacrifient leur bien-être de tous les jours et s'imposent des privations regrettables pour satisfaire leurs goûts pour le jeu, pour les boissons alcooliques, trop heureux si leurs femmes n'ajoutent pas à la gêne commune par leur goût de toilette et les dépenses qui en sont la conséquence nécessaire. Il résulte de là qu'ils s'astreignent à un régime qui doit amener, à la longue, et par son irrégularité même, une débilité relative qui ne contribue pas peu à les rendre accessibles à l'influence des causes nuisibles contre lesquelles ils ne sauraient réagir.

Eaux potables. — Ce que nous avons dit de la constitution du sol implique une mauvaise nature des eaux dont les habitants font usage comme boisson alimentaire, car elles sont chargées d'une énorme quantité de sels calcaires (sulfates et carbonates) qu'elles laissent déposer plus tard en couches épaisses dans les vases qui les contiennent ou dans les conduits et canaux qu'elles parcourent. Ces résultats ne sauraient étonner lorsqu'on voit la difficulté avec laquelle ces eaux dissolvent le savon, et combien elles sont peu agréables au goût.

Vêtements. — Les vêtements laissent en général peu à désirer, et même dans la classe inférieure ils suffisent pour abriter ceux qui les portent contre l'action d'une basse température et des intempéries saisonnières; mais, comme nous l'avons si souvent constaté parmi les populations de la campagne, les agriculteurs de Draguignan ne savent pas toujours se prémunir avec intelligence contre les mutations subites, dont ils ne comprennent pas la funeste influence, et ils s'exposent indifféremment à l'humidité du matin ou à celle du soir, sans prendre les précautions qu'un peu de réflexion leur ferait regarder comme indispensables pour empêcher la répercussion brusque du mouvement perspiratoire, si accentué au moment où l'on sort du lit, ou lorsque, après les rudes travaux du jour, le soir ramène un repos si nécessaire à l'équilibre des fonctions et à la réparation des forces.

État général de la population. — L'état général de la population se ressent d'ailleurs de ces conditions, assez avantageuses au développement de la classe agricole, le recrutement se faisant le plus souvent dans des conditions plus favorables que dans d'autres pays. Nous ne saurions appliquer cette proposition à la classe ouvrière ou artisane, qui, par suite de sa vie sédentaire et un peu irrégulière, se trouve à Draguignan, comme partout, entachée des vices radicaux qu'impliquent les conditions sociales des villes et les inconvénients qui en découlent.

3

ÉPIDÉMIES ANTÉRIEURES.

L'indication des épidémies qui ont pu régner dans une localité à des époques plus ou moins éloignées, est d'une importance qu'on ne saurait mettre en doute, lorsqu'il s'agit de donner une idée de sa plus ou moins grande salubrité. A ce point de vue nous rappellerons qu'en 1835 la ville de Draguignan ne fut point visitée par le choléra, bien que les communes environnantes lui aient à cette époque payé un large tribut. Par une sorte de compensation, nous voyons le même fléau épargner les communes voisines, paraître dans le chef-lieu en 1854, et y exercer des ravages effrayants en 1855, la mortalité s'étant élevée de vingt à vingt-cinq personnes par jour, au moment où il sévissait avec le plus d'intensité.

Une circonstance qu'il importe de signaler, est que l'apparition de la maladie et sa plus grande activité coïncidèrent avec le curage du canal qui traverse la ville, et dont les boues déposées dans les rues et sur les berges exhalaient, sous l'influence des chaleurs du mois d'août, des émanations d'une fétidité insupportable.

En 1857 et 1858 apparut enfin une épidémie de rougeole, qui, bénigne d'abord, offrit bientôt les caractères d'une perniciosité incontestable, et se compliqua très-fréquemment de fièvre grave à rhythme intermittent ou rémittent, mais presque toujours à quinquina. Quelques cas d'affection diphthéritique s'offrirent alors aussi à l'observation des hommes de l'art, qui constatèrent assez souvent la formation et l'existence de pseudo-membranes ou de couenne caractéristique, non-seulement sur le voile du palais, les tonsilles et la paroi pharyngienne ou laryngienne, mais encore sur les plaies cutanées et en particulier sur celles des vésicatoires.

Maladies endémiques. — Ce qui toutefois donna à cette époque, comme aujourd'hui, une gravité peu commune à l'épidémie, fut l'existence des fièvres d'accès, résultat d'autant moins étonnant que, depuis 1846 et 1847, les fièvres à quinquina règnent endémiquement dans la ville de Draguignan. Ces fièvres revêtent le plus habituellement le type quotidien, comme nous avons pu le constater dans l'épidémie actuelle. Le type tierce occupe le second rang par ordre de fréquence, tandis que le type quarte est d'une extrême rareté. Souvent sub-intrantes, ces fièvres tendent d'une manière évidente à devenir continues, les intervalles interparoxystiques devenant de plus en plus courts. Assez souvent aussi insidieuses à leur début, par suite du peu d'accentuation des phénomènes qui les caractérisent, elles peuvent tromper par une bénignité apparente et l'irrégularité des exacerbations, si une longue habitude ne mettait pas les praticiens de la localité sur leurs gardes. Elles offrent enfin quelquefois une perniciosité qui ne permet pas toujours de les combattre efficacement, même en ayant recours aux moyens les plus judicieux et les plus rationnels. Avons-nous besoin d'ajouter que la plupart des maladies à type continu ne se compliquent que trop souvent de cette terrible affection qui, véritable Protée, prend toutes les formes et doit, par suite, toujours préoccuper le praticien expérimenté?

DÉNOMINATION DE LA MALADIE.

En caractérisant l'épidémie dont nous esquissons l'histoire, par ses deux symptômes les plus saillants : les sueurs abondantes, prolongées et fétides, et l'éruption miliaire, qui nous permettent de la décrire sous le nom de suette miliaire, nous suivons la voie la plus naturelle, celle que nous ont tracée des hommes éminents, et en particulier M. le professeur Rayer, dont les travaux à ce sujet ont, dès 1821, fixé l'attention des hommes de l'art ; nous ne saurions cependant considérer cette dénomination comme suffisante pour donner une idée complète de la nature et de la gravité de l'épidémie que nous venons d'observer, et pendant la durée de laquelle une fièvre de nature insidieuse, à type intermittent ou rémittent, s'est presque constamment associée à la maladie exanthématique, et a si souvent ajouté au danger des malheureux qui en ont été atteints.

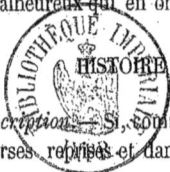

HISTOIRE GÉNÉRALE DE LA MALADIE.

Description. — Si, comme dans les épidémies du même genre, observées à diverses reprises et dans divers lieux, il est, à Draguignan, un certain nombre d'individus chez lesquels l'invasion de la maladie n'a été précédée d'aucun symptôme précurseur, on ne peut méconnaître que, dans la très-grande majorité des cas, il n'en ait été autrement, puisque les malades ont le plus souvent éprouvé pendant deux, trois ou quatre jours, du malaise, de l'anxiété, des douleurs vagues, du brisement des membres, de la lassitude, de l'anorexie, de l'inappétence, des envies de vomir, etc., après quoi survenaient le soir, quelques heures après le coucher, le plus généralement vers neuf, dix ou onze heures, quelquefois plus tard, une sueur abondante, profuse, bornée dans quelques cas à certaines parties du corps, mais le couvrant le plus souvent en entier, de sorte que le malade se plaignait d'être inondé, d'être comme plongé dans un bain. Cette sueur exhalait une odeur caractéristique, forte, accessente, *sui generis,* que l'on a généralement comparée à celle de la paille pourrie.

Cette sécrétion exagérée de la peau s'accompagnait d'un vif sentiment de chaleur, surtout dans la paume des mains et dans les parties du corps qui reposant sur le lit, sont, par cela même, dans des conditions favorables à une élévation de température. Le pouls présentait assez souvent alors une légère surexcitation fébrile, mais dans la plupart des cas il n'en était rien, l'appareil circulatoire paraissant être étranger aux désordres et aux souffrances ressenties par quelques autres appareils, et notamment par les poumons, le malade se plaignant de ne pouvoir respirer facilement, comme il arrive lorsqu'on est placé dans une atmosphère d'air chaud. A cette gêne s'ajoutait fréquemment une sensation de constriction thoracique, de barre épigastrique, d'oppression, comme si un poids considérable pesait sur la région sternale, et déterminait une impression douloureuse et comme pleurodynique, dont le siége avait le plus habituellement lieu du côté gauche.

La bouche était en même temps pâteuse, la langue d'un blanc sale, rarement jaunâtre, quoique couverte d'une couche saburrale et comme limoneuse, dont l'épaisseur a beaucoup varié ; car à peine prononcée dans certains cas, elle s'élevait dans quelques autres à plusieurs millimètres, et portait alors l'empreinte des dents, qui se dessinaient en creux sur les points de l'organe avec lesquels elles étaient en contact lorsque la bouche était fermée. Cet état saburral s'accompagnait d'humidité, de souplesse et de pâleur de la langue, qui était en même temps et presque constamment large, étalée, quoique un peu épaisse. La soif était le plus souvent nulle, l'épigastre souple, sans douleur consécutive, même à la pression; la constipation habituelle et persistante; les urines n'offraient dans leur quantité, leur coloration et leur consistance, aucune particularité digne d'être notée.

Dans cette première période, les fonctions du cerveau et de ses dépendances s'opéraient assez généralement d'une manière convenable, au moins dans le commencement de l'épidémie; mais plus tard, et lors de notre arrivée à Draguignan, il n'en était plus de même, dans la grande majorité des cas; les vives préoccupations qu'une mortalité exceptionnelle avait inspirées à la population, et la terreur qui en était la conséquence, déterminaient un état d'affaissement moral que révélaient le découragement des malades, les idées tristes qui les obsédaient, et les faisaient se considérer comme destinés à succomber par cela seul qu'ils étaient atteints. Après deux ou trois jours de cet état de malaise, dans lequel l'oppression thoracique était le symptôme le plus saillant, et qui s'accompagnait d'abattement, de tristesse profonde, de préoccupations tristes, d'agitation et d'inquiétude, tandis que quelquefois, au contraire, le calme le plus complet, la quiétude d'esprit, la confiance dans l'avenir et une résignation sublime semblaient indiquer une force morale, une tranquillité d'âme et une confiance religieuse qu'on était loin de retrouver ailleurs, survenaient des picotements très-vifs et très-incommodes de la peau, qui continuait à être humide, bien que la chaleur devînt plus marquée. Le pouls s'accélérait, devenait non-seulement plus fréquent mais plus vite, plus plein, plus dur, plus rebondissant, quelquefois intermittent, et la peau se couvrait d'une grande quantité de boutons caractéristiques, d'abord rouges, durs, saillants, formant des espèces de plaques ou petits groupes d'une étendue variable, entre lesquels la peau conservait son aspect normal, tandis que d'autres fois des boutons disséminés ou isolés formaient une sorte de sablé qui servait d'intermédiaire, de moyen d'union aux divers groupes sus-indiqués. Dans quelques circonstances, la peau a été uniformément colorée en rouge, au point de rappeler l'aspect de la scarlatine; quelquefois elle a été le siége de petites suffusions sanguines rappelant le *purpura hemorrhagica* des auteurs.

Assez généralement l'éruption se faisait en une seule fois, d'un seul trait pour ainsi dire, en commençant par la nuque, les côtés du col, les aisselles

le dos , le devant de la poitrine, et s'étendait peu à peu sur toutes les parties du corps ; mais elle n'a point toujours présenté cette régularité dans
son évolution, car chez un certain nombre de sujets on l'a vue s'opérer par
poussées successives et partielles , tandis que sur un bien plus petit nombre
elle n'a pas eu lieu du tout ; la maladie suétique offrant, à cette occasion, les
mêmes particularités qui ont fait admettre par tous les praticiens les cas de
variola sine variolis , et de *rubeola sine rubeolis.*

Si, dans le plus grand nombre des cas , même des cas graves et qui se
sont terminés par la mort , l'éruption présentait cet aspect rouge qui a fait
admettre une variété de suette de ce nom, on en a vu dont la pâleur ou la
blancheur des petites vésicules se rattachait évidemment à la variété blanche;
et tandis que chez quelques sujets on a vu les vésicules acquérir un volume
exceptionnel rappelant celui de lentilles ou même de petits pois, il était fort
difficile , chez d'autres , de les voir à l'œil nu , les doigts promenés sur la
peau du malade permettant seuls d'en reconnaître, d'en constater la présence. L'impression que l'explorateur éprouvait, était alors on ne peut plus
analogue à celle que produit le contact d'une peau de chagrin. Le plus habituellement, cette variété de l'exanthème s'accompagnait d'un défaut marqué
de coloration.

Dans le commencement de l'épidémie , la bénignité de la maladie a été
un fait si habituel que, dans le plus grand nombre des cas, l'exanthème
suivant son évolution ne paraissait se compliquer que d'un état saburral
dont les éméto-cathartiques faisaient le plus habituellement prompte et bonne
justice. L'un des honorables praticiens qui nous ont si bénévolement prêté
leurs concours , nous a assuré qu'à cette époque il lui suffisait de recourir à
l'usage de cet agent pour voir tous les malades guérir avec la plus grande facilité , les sueurs profuses diminuant graduellement, l'éruption disparaissant
avec elles au bout de trois ou quatre jours de durée, ou faisant place à une
exfoliation épidermique furfuracée, qui n'avait pas même toujours lieu.

Complication.—Malheureusement pour bien des sujets atteints, il en a été
tout autrement plus tard, car à un moment donné il a été impossible de méconnaître l'existence d'une complication redoutable et qui , plaçant les malades
et les hommes de l'art au milieu de circonstances toutes nouvelles, n'a pu

qu'aggraver la situation des premiers, augmenter les préoccupations de ceux qui leur venaient en aide, et réclamer de leur part une vigilance, une activité qui, pour ne pas être au-dessous de leur dévouement à leurs semblables, ne pouvaient les mettre toujours à l'abri de nombreux et douloureux mécomptes. Une fièvre insidieuse de nature paludéenne., nous ne saurions hésiter à le dire en présence des conditions locales que nous avons si longuement énumérées ci-dessus, s'associait décidément à la maladie exanthématique, et, conservant le type quotidien que nous avons indiqué comme le plus habituel dans ce pays, avec une tendance bien manifeste à la subintrance, venait donner à l'épidémie une physionomie nouvelle et une gravité inattendue. Dans un grand nombre de cas, en effet, après une bénignité apparente qui a pu tout d'abord inspirer une certaine quiétude au médecin traitant, et surtout tromper les malades et leur famille, on voyait surgir tout à coup un ensemble de symptômes on ne peut plus graves qui, simple accentuation des phénomènes déjà énumérés dans certains cas, s'accompagnait dans d'autres de mouvements fluxionnaires vers l'axe cérébro-spinal, d'un état syncopal ou lypothymique qui devait inspirer les plus vives inquiétudes.

Dans quelques cas un premier accès de ce genre a été mortel, et l'on a vu ainsi succomber brutalement et dans quelques instants, des personnes qui quelques heures auparavant étaient considérées comme pleines de vie et de santé. Malgré ce qui nous a été assuré, et ce qui était répandu dans l'opinion publique au moment de notre arrivée à Draguignan, les faits de ce genre ont été bien moins nombreux qu'on ne l'a dit, et nous ne doutons nullement qu'en les soumettant à une analyse un peu sévère, on aurait pu établir que les personnes aussi rapidement enlevées éprouvaient, depuis un temps plus ou moins long, des accidents analogues à ceux que nous avons décrits comme caractéristiques de la période prodromique de la maladie, et dont le peu d'intensité primitive ne pouvait faire pressentir un résultat de ce genre.

Ce passage presque subit d'un état de maladie si peu prononcé que la santé ne paraissait nullement altérée, à la mort, ne permettait-il pas de pressentir derrière cet exanthème, dont la bénignité est le plus souvent incontestable, l'existence d'une affection profonde des forces vitales, incompatible, par sa gravité même, avec l'exercice régulier des fonctions, affection

qui n'est que trop souvent, l'expérience l'a établi, l'expression d'une intoxication paludéenne ou maremmateuse dont, nous ne saurions trop le répéter,
nous trouvons des conditions on ne peut plus nombreuses dans la ville de
Draguignan ?

Ces faits, dont l'incontestable authenticité ne saurait être mise en doute,
et l'interprétation qu'ils nous ont suggérée, nous donnent, il nous semble,
la clef de ce que nos honorables confrères ont observé, et nous font connaître
l'ennemi qu'ils ont eu à combattre et qui n'a que trop souvent échappé à
leurs coups.

Dans tous les cas, en effet, où ce premier accès n'a pas fait de victimes,
on l'a vu se reproduire au bout d'un certain nombre d'heures, avec le même
cortége de symptômes, et se renouveler ainsi toutes les vingt-quatre heures
dans les cas réguliers, assez souvent toutes les douze heures, affecter dans
les cas les plus graves une tendance manifeste à la sub-intrance; de sorte
que si, abandonnée à elle-même ou réfractaire à l'action des agents destinés
à la combattre, la maladie suivait une marche fatale, on voyait les intermis-
sions devenir de moins en moins prononcées et disparaître même complètement, pour faire place à une continuité d'excitation fébrile qui aggravait la
situation et s'accompagnait d'exacerbations parfaitement caractérisées.

Dans les premiers temps, c'était habituellement vers le troisième jour
que se prononçaient ces paroxysmes qui, d'abord peu marqués, non pré-
cédés de frisson, mais toujours caractérisés par un état de malaise profond et
par une chaleur des plus intenses, apparaissaient tout d'abord d'une manière irrégulière, puis se régularisaient en reparaissant à peu près toutes les
douze, toutes les vingt-quatre heures. C'était généralement vers les dix ou
onze heures du soir, quelquefois vers une ou deux heures du matin, que
se renouvelait la scène, dont l'intensité et la durée ne sauraient être retracées,
et pendant lesquelles, une sécheresse brûlante de la peau succédant aux
sueurs abondantes qui avaient trempé jusqu'alors le malade, on voyait survenir une anxiété extrême, l'impossibilité de rester en place, une gêne de
plus en plus grande de la respiration, la sensation d'un poids énorme sur la
poitrine, un point de côté, des douleurs lombaires et épigastriques on ne
peut plus fatigantes.

L'état de la langue se modifiait alors aussi d'une manière tranchée ; elle se desséchait, devenait brunâtre vers le centre, rouge à sa pointe et sur ses bords; ses papilles s'érigeaient en quelque sorte, et la soif se faisait sentir avec une intensité peu commune; dans quelques cas l'arrière-gorge était aussi le siége d'une sécheresse marquée, d'une chaleur vive et de picotements qui faisaient dire au malade que des boutons se développaient dans l'intérieur de cette cavité. Dans quelques cas survenaient des nausées, des vomituritions, des vomissements, qui ont quelquefois amené le rejet persistant des médicaments ingérés et mis dans la nécessité de les administrer par les voies inférieures.

Malgré la fréquence du pouls, qui battait jusqu'à 90, 95, 100, 115 et même 125 fois par minute, une exploration attentive de la radiale ne permettait pas de le considérer comme indiquant un état de forces capable d'autoriser l'emploi des antiphlogistiques. Le plus souvent, en effet, il était irrégulier, intermittent, mou, dépressible, sans résistance, ce qui ne pouvait laisser de doute sur l'état d'affaiblissement des forces, qui s'associait, en les aggravant, aux efforts impuissants de la nature.

Dans ces cas, une coloration rouge brique de la face et de l'ensemble de la peau indiquait la gêne de la respiration capillaire, la stagnation du sang dans les dernières ramifications de l'arbre vasculaire; la face, violemment congestionnée, offrait une immobilité de physionomie effrayante; les yeux brillants, tuméfiés, ainsi que toutes les parties de la face, étaient injectés, larmoyants, immobiles; par moments les muscles de la face s'ébranlaient convulsivement, surtout vers les angles labiaux, et devenaient ainsi le siége de mouvements involontaires auxquels s'associaient l'agitation automatique des membres, des soubresauts dans les tendons, en même temps que les sens de l'ouïe, de la vue s'émoussaient et que le malade, en proie à une sorte de coma vigil, n'en était arraché que lorsqu'on le secouait vivement ou qu'on lui parlait assez haut pour éveiller son attention. Les questions restaient assez souvent sans réponse; mais lorsqu'il en était autrement, la parole était brève, saccadée, martelée; tandis qu'à une époque plus rapprochée d'une issue fatale, la voix était affaiblie, et un bredouillement plus ou moins marqué indiquait que la situation devenait de plus en plus grave.

Le tableau que nous venons de tracer, quoique laissant beaucoup à désirer, reproduit cependant d'une manière assez exacte les tristes péripéties

4

d'un drame qui ne s'est que trop souvent terminé par la mort, et dans lequel nous avons vu quelquefois des syncopes, des défaillances réitérées, ajouter au danger des malades et aux préoccupations de ceux qui les assistaient, sans que les moyens mis en œuvre pour ranimer une vie prête à s'éteindre aient pu aboutir. Dans ce cas, la pâleur de la face était extrême, l'obtusion des sens absolue; l'irrégularité, la faiblesse du pouls augmentaient d'une manière fatale, et l'immobilité complète, le refroidissement graduel et successif des diverses parties du corps, ne tardaient pas à révéler que la mort venait de frapper une nouvelle victime.

D'autres fois, enfin, un délire furieux s'emparait du malade, qui poussait des cris, voulait sortir de son lit où l'on avait toutes les peines du monde à le maintenir, ou se livrait à des chants, à des rires immodérés et incoërcibles. Les excitations paroxystiques dont nous venons de chercher à donner une idée, offrant ainsi une physionomie on ne peut plus variée et dans la caractéristique de laquelle le tempérament et les idiosyncrasies jouaient évidemment le rôle le plus actif, s'amendaient le matin, et nous retrouvions très-souvent dans un état de calme inattendu celui qui, au dire des gardes-malades, des parents et des amis, avait été pendant cinq, six, huit et même dix heures, en proie aux troubles fonctionnels les plus profonds et les plus inquiétants. Ces alternatives ont dû, il est facile de le comprendre, éveiller des espérances, donner lieu à des appréciations qui ne se sont point réalisées. Ainsi, nous avons vu bien des fois nos honorables confrères se féliciter d'un amendement qui n'a que plus durement fait sentir la perte qui lui succédait; tandis que d'autres fois, alors que tout espoir paraissait perdu, on voyait une détente survenir, tout cet appareil symptomatique s'amender, une tendance vers un état meilleur s'établir, et aboutir enfin à une convalescence qui, toujours longue et difficile, a réclamé de nombreux ménagements.

Dans quelques cas on a pu constater des récidives, trois dans l'espace de quelques semaines, et les individus sont revenus à la santé. Quelques faits tendraient enfin à prouver que certaines évacuations spontanées, telles que des hémorrhagies nasales, auraient pu jouer le rôle de crise et favoriser le retour à la santé. Sans vouloir nier l'heureuse influence que cette évacuation spontanée a pu exercer sur la marche de la maladie, chez M. J..... en particulier, nous ne saurions oublier que l'apparition des menstrués, accueillies avec une satisfaction incontestable, n'a point empêché une jeune et intéressante malade de succomber quelques jours après sa mère, et que des applications de dix sangsues, faites pour rappeler ou suppléer l'écoulement lochial supprimé depuis quelques heures chez une jeune femme accouchée depuis cinq ou six jours, et atteinte de l'épidémie quarante-huit heures après sa délivrance, n'ont produit aucun résultat avantageux.

Aurons-nous besoin d'ajouter qu'assez souvent, au milieu des troubles qui indiquaient un raptus fluxionnaire vers les organes internes, on voyait les sueurs diminuer, l'éruption pâlir, s'affaisser, diminuer et disparaître même avant l'époque voulue, ce qui était évidemment une circonstance fâcheuse et n'aggravait pas peu la situation.

Un fait que nous ne saurions enfin passer sous silence, est la persistance d'une sensation de brûlure, ou mieux de chaleur ardente que nos doigts ont conservée quelquefois pendant une demi-heure ou trois quarts d'heure après avoir touché certains malades couverts d'une grande quantité de grosses vésicules, et chez lesquels la peau était le siége d'une chaleur intense accompagnée d'une grande sécheresse.

Observations détaillées. — L'obligeance de quelques honorables confrères de Draguignan nous permettant de placer ici quelques observations, détails pleins d'intérêt du vaste tableau d'ensemble que nous avons essayé d'esquisser, nous ne saurions laisser échapper l'occasion de leur en exprimer notre gratitude, tout en regrettant que leurs communications n'aient pas été plus nombreuses et ne forment pas une série aussi complète que nous aurions pu le désirer.

PREMIER GROUPE.

Cas de suette dans lesquels le sulfate de quinine n'a point été administré.

Irᵉ OBSERVATION (communiquée par M. le Dʳ Boyer-Gubert). — M. H..., conducteur des ponts et chaussées, âgé de 46 ans, d'un tempérament lymphatique, d'une pâleur habituelle, très-péniblement impressionné depuis quelques jours par la diffusion de l'épidémie, est pris tout à coup à une heure après minuit, du 18 au 19 mai, de sueurs abondantes que n'ont précédées ni malaises ni frissons.

Le 19 au matin, premier jour de la maladie, il éprouve un sentiment de faiblesse extrême et demande à manger. Arrivé auprès de lui, je trouve le pouls peu résistant et d'une lenteur remarquable, car il ne bat que 54 fois par minute. — Potion avec 125 grammes décoction de quinquina, 2 grammes extrait mou, 45 grammes sirop d'écorce d'orange amère, à prendre par cuillerée à soupe, toutes les deux heures. Bouillon toutes les trois heures, alternant avec une infusion de fleurs de violettes. Sinapismes aux extrémités dans le cas de suffocation ou d'apparition de barre épigastrique.

Le soir, la langue étant bien humide, à peine chargée, et le malade demandant à manger une côtelette, je permets d'en sucer le jus.

20, 2e j. Nuit excellente, sommeil convenable; même état que la veille, sauf que le pouls est presque normal et donne 62 pulsations, bien qu'il conserve encore un peu de faiblesse. — Mêmes prescriptions, sauf la potion quinacée, qui ne devra être administrée que dans les cas où il y aurait exacerbation.

21, 3e j. Rien de changé, sueurs continues abondantes; dans la soirée, des boutons caractéristiques commencent à paraître. — Mêmes prescriptions.

22, 4e j. Exanthème en pleine évolution, état général bon, ce qui rassure le malade. — Mêmes moyens.

23, 5e j. Journée excellente; mais dans la nuit, vers deux heures du matin, suppression des sueurs, pâleur des boutons, bien que la chaleur de la peau ait augmenté d'une manière sensible et que le pouls se soit accéléré sans être cependant trop élevé. Un confrère, M. le Dr Teus, est appelé en consultation : il constate cette espèce de double rétrocession et pense qu'il faut continuer le même traitement, en insistant sur l'emploi des sinapismes aux extrémités inférieures et sur le thorax; un large vésicatoire est en même temps appliqué au creux épigastrique, à cause de la suffocation, qui est intense. Vers quatre heures après midi, tous ces symptômes s'exagèrent, la chaleur devient plus vive, la peau est plus aride, l'exanthème s'efface de plus en plus, le regard est sombre, vague; l'intelligence se trouble par moments, mais vers les huit heures du soir elle est complètement altérée; le malade est en proie à un délire tranquille, la respiration devient rapide, haletante, suspirieuse, et la mort a lieu vers dix heures et demie.

IIe OBSERVATION (du même auteur). — Femme Aubin, âgée de 58 ans, constitution faible, poitrine mauvaise. Atteinte, comme le précédent, dans la soirée du 14 mai; suppression des sueurs dans la nuit du 4e au 5e jour de la maladie; exanthème pâle; mort dans la journée du 4e jour; pas le moindre mouvement fébrile avant la cessation des sueurs.

IIIe OBSERVATION (du même praticien). — Blanc, maçon, constitution forte, vigoureuse, quoique d'un tempérament lymphatique, atteint depuis deux mois de bronchite réfractaire à tous les moyens mis en œuvre pour la combattre, est pris tout à coup de sueurs abondantes qui durent trois jours, sans fièvre; l'exanthème est vif, rosé, abondant. Le troisième jour de la maladie, vers onze heures, une heure après la visite du soir, suppression des sueurs, pâleur des boutons, fièvre, suffocation imminente; mort à cinq heures du matin.

Dans les trois cas, la médicamentation a été la même que dans la première observation.

DEUXIÈME GROUPE.

Cas de suette dans lesquels le sulfate de quinine a été administré avec succès.

IV° OBSERVATION (du même praticien). — La femme F.., âgée de 52 ans, d'un tempérament nervoso-sanguin, d'une santé chancelante par suite de pertes utérines réitérées, datant d'une époque déjà éloignée et compliquées d'accidents gastralgiques intenses, éprouve à onze heures du soir, le 25 avril, un refroidissement marqué des pieds et des genoux; à une heure du matin surviennent d'abondantes sueurs accompagnées de deux ou trois syncopes.

A sept heures, amélioration sensible, bien que la faiblesse soit extrême, le pouls concentré, très-lent, ne battant que 54 pulsations par minute. Cet état s'accompagne d'un peu d'étouffement. Les sueurs n'en persistent pas moins avec abondance; la langue est d'ailleurs décolorée, peu chargée, humide, la chaleur de la peau médiocre. — Potion avec le quinquina; bouillon, vin de Bordeaux étendu d'eau, sinapismes toutes les deux heures sur les membres.

A une heure après midi, face pâle, regard éteint, abaissement des paupières, qui ne peuvent s'élever que difficilement; froid des extrémités, des genoux surtout, de la face; sueurs moins abondantes, pouls à peine sensible, 44 pulsations; respiration lente et longue. A mon arrivée auprès de la malade, ces accidents commençaient à diminuer d'intensité, et elle reprenait connaissance. — Vin de Bordeaux vieux, chaud; potion avec le quinquina, sinapismes aux extrémités inférieures et sur l'épigastre. Cet état fâcheux n'en persiste pas moins jusqu'à cinq heures du soir; mais une amélioration sensible a lieu vers six heures, car le pouls devient moins faible, ses pulsations s'élèvent à 58, en même temps que l'anxiété disparaît et que le calme se rétablit, la malade répétant qu'elle a bien cru mourir. — Mêmes prescriptions que ci-dessus, auxquelles on ajoute 60 centigrammes de sulfate de quinine à prendre en trois doses, à demi-heure d'intervalle l'une de l'autre.

27, 5°j. A une heure du matin, retour des accidents, état syncopal très-marqué, perte complète de connaissance, au point que la malade ne reconnaît personne; pouls très-faible, nombre des battements tombé à 46 pulsations, froid général. — Mêmes moyens; le sulfate de quinine est porté à 80 centigrammes, qui devront être donnés en quatre doses d'heure en heure, à partir de cinq heures du matin.

Les mêmes péripéties se renouvellent le 28, le 29, et ce n'est que le 30, c'est-à-dire le 5° jour de la maladie, que je suis maître des accès, après avoir donné chaque jour 40 centigrammes de sulfate de quinine en deux doses entre chaque accès. A partir de cette époque, les sueurs continuent d'une manière régulière, l'éruption se fait, suit sa marche, et la malade a guéri. Je n'en ai pas moins dû continuer le sulfate de quinine et la potion au quinquina pendant plus de huit jours, en ayant soin de diminuer successivement et graduellement les doses du premier de ces agents. (Boyer-Gubert.)

Vᵉ OBSERVATION.—La femme F..., âgée de 53 ans, d'un tempérament sec nerveux, est prise, dans la nuit du 15 au 16 mai, de sueurs abondantes. L'ensemble des symptômes ne permettant pas de méconnaître l'état saburral des premières voies, un éméto-cathartique est prescrit dès le 16 au matin, et détermine des évacuations abondantes, tant par les voies supérieures que par les voies inférieures.

A partir de ce moment, tout semble se passer régulièrement pendant les quatre premiers jours : les sueurs sont soutenues, l'exanthème est bien apparent, abondant, d'un rose vif; mais dans la nuit du 19 au 20, les sueurs se suppriment, la fièvre s'établit, la peau est aride, il y a délire, agitation extrême ; la malade se dresse plusieurs fois sur son lit, la face est animée, le regard brillant, les yeux sont injectés. Vers le soir, ces symptômes s'amendent, la sueur reparaît, le pouls tombe de 116 à 88 pulsations, et le calme s'établit à peu près complètement. —Potion avec le quinquina, 80 centigrammes de sulfate de quinine en cinq prises, d'heure en heure.

21, 6ᵉ j. Les accidents se sont renouvelés pendant la nuit, et avec plus de violence que hier; il y a eu impossibilité de remuer la langue, et l'ingestion des liquides s'est faite avec une grande difficulté, ce qu'il nous est d'ailleurs facile de constater au moment de notre visite, bien qu'une détente sensible eût lieu et annonçât une rémission qui se prononce de plus en plus dans la matinée. — Mêmes moyens que ci-dessus ; sinapismes, vésicatoires aux jambes, lavements purgatifs.

Grâce à cette médicamentation, continuée avec persévérance, les accidents ont fini par disparaître, l'exanthème a suivi ses phases diverses avec régularité; seulement, vers la fin, une bronchite capillaire envahissant tout le parenchyme pulmonaire a sérieusement compromis l'existence de cette malade pendant plusieurs jours.

La convalescence s'est depuis lors établie d'une manière franche et régulière, et nous ne saurions hésiter à considérer cette observation comme une de celles qui sont les plus concluantes pour démontrer l'efficacité du sulfate de quinine.

Un fait assez digne de remarque, c'est que la gêne de la parole et la dysphagie ont persisté pendant plus de quinze jours à un assez haut degré, et que l'on est en droit de craindre que la langue ne reprenne pas sa liberté première. (Boyer-Gubert.)

VIᵉ OBSERVATION. — M. B... propriétaire, âgé de 44 ans, d'une constitution robuste, soumis depuis quelques jours à de très-pénibles émotions, se plaignait, dès le 30 mars, de lassitude, de fatigue dans les jambes, lorsque, étant à table le 31 au soir, il fut pris tout à coup de vomissements, après avoir mangé sans appétit un peu de soupe claire et un petit morceau de truite.

A mon arrivée, anxiété extrême, face grippée, yeux enfoncés, peau pâle, presque froide et couverte d'une sueur poisseuse. Pouls déprimé, petit, battant 80 fois par minute. Les envies de vomir continuent, sont même suivies de vomissements fréquents ; mais la quantité des déjections est peu abondante, et elles semblent constituées par des matières glaireuses, filantes, mélangées des quelques débris d'aliments non digérés. La sensation de barre épigastrique est très-prononcée ; le malade dit qu'il étouffe, qu'il est très-mal.

En présence d'accidents aussi graves, je ne pus croire aux effets d'une simple indigestion, et je redoutai aussitôt la possibilité d'un accès de fièvre pernicieuse, précédant peut-être l'apparition de la suette, dont je comptais déjà plusieurs cas dans ma clientèle. — Prescriptions : boissons chaudes, infusion de thé, de tilleul et de feuilles d'oranger, lavement laxatif, sinapismes aux extrémités.

Mon honorable confrère le Dr Teus, ayant vu le malade peu de temps après moi, conseilla de favoriser les vomissements pour bien débarrasser l'estomac, et de continuer les autres moyens.

1er avril, 2e j. Nuit très-pénible ; à la visite du matin, l'état est à peu près le même, le malade continue à vomir des matières verdâtres, porracées ; pouls plus fréquent, un peu plus élevé ; pas d'évacuations alvines, malgré l'emploi répété de lavements purgatifs très-actifs. Le corps est en même temps couvert de sueurs abondantes, exhalant une odeur particulière ; la suffocation est plus prononcée, et vers les dix heures le malade se plaint d'une constriction épigastrique très-violente, en même temps que la chaleur est plus intense et la face injectée.

L'opportunité d'une évacuation de sang fut alors agitée et laissée à ma discrétion.

Vers midi, aggravation sensible, suffocation imminente, battements du cœur lents, très-obscurs, comme dans les cas de congestion marquée de cet organe. Redoutant l'existence de la suette, je crus prudent de ne pas recourir à la saignée, et je n'appliquai que huit ventouses scarifiées à la région précordiale, me réservant de recourir à l'ouverture de la veine selon les effets obtenus. Un soulagement sensible suivit l'application des ventouses ; mais vers les trois heures après midi, congestion marquée vers le poumon droit, étouffement inquiétant. — Saignée de six onces au plus.

Soulagement plus prononcé qu'après l'application des ventouses ; le poumon et le cœur, dégagés, fonctionnent avec plus de liberté, lorsque vers le soir, des symptômes effrayants apparaissent du côté des organes abdominaux : ainsi, surviennent des vomissements de matières bilieuses, noirâtres, accescentes ; hoquet, ballonnement du ventre, mais pas d'évacuations alvines. Le pouls est alors déprimé, très-fréquent, et des taches lenticulaires rouges apparaissent sur la poitrine en dessous des clavicules et sur les flancs.

2, 3e j. La nuit a été mauvaise, malgré l'emploi des moyens propres à combattre les accidents existant du côté de l'abdomen ; le matin, peu de trace d'éruption ; les symptômes abdominaux sont plus accentués, ce qui nous donne de vives inquiétudes sur l'issue probable de la maladie ; car les vomissements, le hoquet, le ballonnement du ventre, persistent en dépit de l'administration d'une potion purgative avec huile de ricin 60 gram., huile de croton-tiglium trois gouttes, huile d'amandes douces 45 grammes, et eau de fleurs d'oranger 40 grammes, que le malade a dû prendre en trois fois, de deux en deux heures. L'emploi de ce médicament n'ayant amené aucun résultat, on le renouvelle à onze heures du soir, et on pratique sur le derme des onctions avec l'onguent mercuriel. Dans la nuit survinrent deux ou trois selles, et le malade parut soulagé.

5, 5e j. Le matin, vomissements moins fréquents, remplacés pour ainsi dire par de simples éructations ; pouls meilleur, ventre beaucoup moins ballonné, bien-être sensible. — Petit-lait, limonade gazeuse, cataplasmes laudanisés sur le ventre, suspension des onctions mercurielles.

L'amélioration se maintient, sans changement marqué ; deux à cinq selles dans les vingt-quatre heures.

6, 7e j. Réapparition, persistance de sueurs abondantes avec odeur caractéristique.

7, 8e j. Réapparition de l'exanthème sur toute la surface du tronc et du bras, et la maladie semble, pendant les 8e, 9e et 10e jours de son existence, suivre son cours accoutumé.

10, 11e j. Diminution sensible dans la sécrétion cutanée, affaissement des boutons, malaise général, insomnie, excitation cérébrale.

11, 12e j. Ces accidents se prononcent avec plus d'intensité à partir de dix heures du soir, jusqu'à sept ou huit heures du matin. — Prescription de 80 centigrammes de sulfate de quinine.

12, 13e j. La fièvre offre une véritable continuité, les exacerbations semblent avoir disparu, on constate un peu de toux, et l'auscultation révèle un engorgement des deux tiers inférieurs du poumon droit. — Larges vésicatoires, suspension du sulfate de quinine, amélioration de l'état local.

13, 14e j. Réapparition des exacerbations de huit heures du matin à trois heures après midi, congestion évidente et engorgement du poumon gauche.—Nouvelle application de larges vésicatoires, reprise du sulfate de quinine à la dose de 1 gramme.

A partir de ce moment, les accidents fébriles disparaissent, les poumons se dégagent, et la convalescence s'établit franchement, soutenue et facilitée qu'elle est par l'usage du sulfate de quinine continué pendant huit jours à doses successivement décroissantes.

Le rétablissement a été complet au bout d'un mois, à partir du début de la maladie. (Boyer-Gubert.)

VIIe OBSERVATION. — Joséphine B..., épicière, âgée de 36 ans, fut atteinte dans la nuit du 10 mai de céphalalgie sus-orbitaire ; la face était en même temps animée, le ventre douloureux, la peau couverte de sueurs abondantes, la faiblesse extrême.

11, 1er j. A ma première visite, dit M. de Loth, je constatai l'injection des yeux, une douleur vive du côté droit de la poitrine, bien que la respiration fût régulière et qu'il n'y eut pas de toux ; l'auscultation ne révélait aucun bruit anormal. Le pouls large, dur, vibrant, battait 150 fois par minute ; la langue était humide et saburrale, la soif intense, le moral bon. — Un vomitif me paraissait convenable, et je le proposai ; mais la malade s'y étant refusée, je prescrivis de la limonade et des cataplasmes sinapisés sur les membres inférieurs. Le soir, même état.

12, 2e j. A deux heures du matin, amendement marqué dans l'état du pouls, qui ne donnait plus que 95 pulsations ; cette diminution tranchée dans l'état de l'appareil circulatoire et dans l'ensemble des symptômes nous permettant de redouter de véritables accès, je prescris 1 gramme de sulfate de quinine, à prendre en trois fois de deux en deux heures. A huit heures du matin, l'apyrexie est complète. — Nouvelle dose de sulfate de quinine 50 centigrammes, en quatre fois et de deux en deux heures. Mieux sensible. A six heures du soir, l'état est encore meilleur que la veille à la même heure, bien que le calme ne soit pas aussi prononcé que le matin. — Potion avec le quinquina et 50 centigrammes de sulfate de quinine.

13, 3e j. Pendant toute la journée, le pouls se maintient entre 80 et 90 pulsations.— 1 gramme de sulfate de quinine, à prendre en quatre fois et de quatre en quatre heures. Le soir, sueurs abondantes, céphalalgie, brisement des membres. — Potion ut suprà, boissons acidulées.

14, 4e j. Nuit agitée, chaleur brûlante par tout le corps, agitation, pouls à 108 pulsations, battements du cœur violents, oppression. Tous ces symptômes s'accentuent avec l'approche du jour ; l'éruption caractéristique commence au cou, à la partie interne des bras ; elle s'annonce comme devant être très-confluente, un grand nombre de vésicules se montrent sur le dos et entre les seins. Vers le soir, le pouls s'élève brusquement jusqu'à 150 pulsations.—Les préparations quinacées ont été suspendues avec la nuit, l'agitation augmente et devient extrême, l'oppression est très-forte, une vive anxiété se fait sentir à l'épigastre ; il y a délire, et les sueurs tendent à diminuer.

15, 5e j. A quatre heures du matin, les sueurs semblent se rétablir, et avec elles le calme reparaît. — 15 décigrammes sulfate de quinine en six doses, de deux en deux heures. Vers dix heures avant midi, délire, et avec lui retour de tous les symptômes de la veille, qui sont seulement plus accentués, plus intenses ; trouble de la vue, sensation de froid intense.— Suspension de la quinine ; perte de la vue, la malade demandant qu'on éclaire les bougies, bien qu'il soit onze heures du matin ; cataplasmes sinapisés sur les diverses parties du corps ; pouls faible, face décolorée, refroidissement général, disparition de l'exanthème, craintes sérieuses faisant redouter une fin prochaine. La malade ne parle plus, elle ne voit pas, elle entend néanmoins, et semble avoir conservé toute sa connaissance.— Potion stimulante, quelques cuillerées à café de Chartreuse ; temps d'arrêt dans l'aggravation des accidents. A cinq heures du soir, amendement sensible. — Excitants, toniques, vin chaud, bouillon, décoction de quinquina, sinapismes partout où il y a une place inoccupée ; retour de la chaleur, pouls plus sensible.

16, 6e j. La malade semble se réveiller et sortir d'un rêve, elle ne peut remuer ses membres, sa voix est très-faible ; mais le pouls se relève, une réaction salutaire a lieu.— Bouillon toutes les deux heures, tisane vineuse, potion tonique, cataplasmes sinapisés.

5

17, 7ᵉ j. Le pouls a repris de la force; la malade accuse de vives douleurs dans les membres.

18, 8ᵉ j. Le mieux se soutient; le soir, malaise subit, refroidissement, oppression. — Sinapismes, boissons chaudes. A onze heures, les accidents ont disparu; immédiatement après, reprise du sulfate de quinine, qui est continué les jours suivants à dose fractionnée.

La faiblesse est encore bien grande, mais les douleurs diminuent; le bouillon est pris avec plaisir, l'alimentation est graduellement augmentée, et l'on continue l'usage du quinquina et du sulfate de quinine.

La malade se plaint de temps en temps de sueurs, de picotements à la peau; la démarche est chancelante, l'intelligence obscurcie; mais la convalescence s'établit d'une manière tout à fait rassurante. (De Loth.)

TROISIÈME GROUPE.

Si, dans les observations qui précèdent, l'administration du sulfate de quinine et autres préparations quinacées a paru exercer la plus heureuse influence, il n'en est pas de même dans celles qui suivent.

VIIIᵉ OBSERVATION. — R..., aubergiste, âgé de 46 ans, d'une forte constitution, d'un tempérament lymphatique, se plaignait d'une légère courbature, lorsque, dans la nuit du 24 mai, il est pris de sueurs abondantes.

24 mai, 1ᵉʳ jour. M. le docteur Bouyer, appelé auprès du malade, prescrit immédiatement 50 centigrammes de sulfate de quinine.

25, 2ᵉ j. Obligé de garder la chambre, M. Bouyer est remplacé auprès de ce malade par son confrère, le docteur Boyer-Gubert, qui continue les mêmes prescriptions. — Tout va bien jusqu'au 28; mais dans la nuit les sueurs se suppriment, et le 29 au matin l'exanthème est d'une pâleur peu rassurante, la fièvre s'allume, la langue est sèche, brune. — Révulsifs énergiques, sinapismes promenés sur toute la surface du corps, vésicatoires aux jambes et au creux épigastrique.

30, 7ᵉ j. Pas de sueur, état de plus en plus inquiétant, aggravation des symptômes ; mort dans la matinée. (Bouyer et Boyer-Gubert.)

IXᵉ OBSERVATION. — M. T..., premier commis à l'inspection des postes, âgé de 52 ans, d'une constitution très-vigoureuse, d'un tempérament sanguin, est pris, dans la soirée du 25 mai, de sueurs abondantes.

14, 2ᵉ jour. Pas de fièvre, langue saburrale, tête libre, mais préoccupations vives, accablement, le malade se croyant perdu par cela seul qu'il est atteint de l'épidémie. — Vomitif; soulagement. Préoccupé de la mort de quelques malades qui n'avaient pas eu plus de fièvre que celui que nous avions sous les yeux, et redoutant l'influence du génie épidémique, nous prescrivons le soir même 50 centigrammes de sulfate de quinine.

25, 5e j. Il se passe dans de bonnes conditions, l'exanthème suit son mode d'évolution, et le malade se rassure. — Mêmes prescriptions.

26, 4e j. État satisfaisant, constaté par M. le professeur Dumas (de Montpellier). — — Mêmes prescriptions.

27, 5e j. Dans la nuit, suppression des sueurs, affaiblissement des boutons, aggravation des symptômes; mort à cinq heures du matin. (Boyer-Gubert.)

Dans les observations qui précèdent, la mort a suivi de près la suppression des sueurs, l'affaiblissement, la disparition de l'exanthème. Pour combattre la fatale issue, les praticiens de Draguignan ont eu quelquefois recours aux préparations d'aconit. Le succès le plus complet semble avoir légitimé cet emploi dans le cas suivant.

Xe OBSERVATION. — M. M..., cultivateur, âgé de 48 ans, d'une constitution robuste, d'un tempérament sanguin, se plaignant depuis plusieurs jours de fatigue, de répugnance au travail, est pris, le 18 mai vers minuit, de sueurs abondantes.

19, 2e j. Pas de fièvre, embarras très-marqué des premières voies, envies de vomir, vomituritions, poids à l'épigastre, bouche pâteuse, soif peu prononcée, langue épaisse, jaunâtre, tendant à la sécheresse. — Potion vomitive avec sirop d'ipécacuanha 60 grammes, ipécacuanha en poudre 40 centigrammes, sirop de fleurs d'oranger 35 grammes, eau commune 125 grammes, à prendre en trois fois, de vingt minutes en vingt minutes; vomissements abondants, trois ou quatre évacuations alvines dans l'après-midi. Le soir, le malade sent l'estomac plus libre, il respire plus librement et mieux; les sueurs continuent, elles sont plus abondantes, exhalent l'odeur caractéristique. — Boissons rafraîchissantes, bouillon toutes les quatre heures, aération de la chambre, changement du linge de corps.

20, 3e j. Nuit assez bonne, même état. — Mêmes prescriptions.

21, 4e j. Rien n'est changé; apparition de boutons très-bien caractérisés sur le thorax et le col.

22, 5e j. Suppression de l'exanthème pendant la nuit; suffocation, barre épigastrique, pouls très-élevé, donnant 100 à 108 pulsations; agitation extrême, céphalalgie intense, face vultueuse. — Potion avec le quinquina, additionnée de 80 centigrammes d'alcoolature d'aconit. Vers le soir, amélioration; bien que les sueurs ne reparaissent pas, les boutons persistent.

23, 6e j. Nuit mauvaise, délire pendant une bonne partie de sa durée; la matin, état très-fâcheux, et cependant le pouls est plus souple, moins fréquent, moins élevé, la suffocation moindre; la peau est moins aride, sans être humide. — Même potion que ci-dessus, avec addition de 75 centigrammes de quinine, à prendre en deux fois à dix heures du matin et à six heures du soir.

24, 7e j. Nuit meilleure, agitation moindre, sommeil; les boutons persistent sans que.

la sueur reparaisse. — Continuation du sulfate de quinine, sans alcoolature d'aconit; bouillon toutes les quatre heures.

25 et jours suivants. Le mieux continue, la langue se dépouille; on rapproche les bouillons; les boutons se dessèchent, et la guérison a lieu. (Boyer-Gubert.)

L'absence complète d'exanthème, dans le cas dont il nous reste à parler, tend à prouver que la nature de la maladie résidait bien plutôt dans la fièvre concomitante que dans la manifestation cutanée.

XIe OBSERVATION.—Une femme d'une constitution essentiellement nerveuse, épuisée par les travaux de la campagne, éprouve, dans les premiers jours de mai et vers le soir, les symptômes suivants : crampes aux mollets, rétraction des fléchisseurs des doigts et des orteils, froid, nausées, envies de vomir et d'aller à la garde-robe, traits de la face grippés, anxiété, abaissement sensible du pouls. — Frictions, boissons excitantes. Retour de la chaleur, sueurs abondantes avec odeur caractéristique de paille pourrie.

Le lendemain, 2e jour, cessation des sueurs, faiblesse très-grande. — Bouillon, vin de quinquina.—Le soir, mêmes phénomènes que la veille, se reproduisant avec la même intensité; la malade se sent mourir, et demande qu'on la soulage à tout prix.— Mêmes moyens; même succès.

3e j. Sulfate de quinine à la dose de 1 gramme, potion avec quinquina; bouillon, vin. Sous l'influence de ces moyens, l'intensité des accès diminue, et la guérison a lieu. Le sulfate de quinine a été continué pendant dix jours ; à aucune époque, on n'a pu constater l'existence des boutons caractéristiques.

INFLUENCE DES MALADIES ANTÉRIEURES SUR L'ÉPIDÉMIE, ET VICE VERSA.

Bien que les premières victimes de l'épidémie aient été des personnes déjà malades, et dont une en particulier était diabétique, il nous est impossible, avec les matériaux mis à notre disposition, d'indiquer l'influence que certaines maladies ont pu exercer sur son développement; et si un certain nombre d'individus valétudinaires, affaiblis, épuisés par des maladies antérieures, ont été primitivement atteints et n'ont pu le plus souvent résister à l'épidémie, on n'en compte pas moins, parmi les victimes, un grand nombre de sujets forts et vigoureux, du moins en apparence, et dont la santé permettait de ne concevoir aucune inquiétude.

Nous ne saurions davantage indiquer les influences favorables ou défavorables que l'épidémie a exercées sur les maladies dont l'existence remontait à une époque éloignée, pas plus que celle de ces dernières sur l'épidémie elle-même. Quant aux maladies sporadiques, elles semblent s'être effacées devant l'épidémie, comme on l'a du reste si souvent observé dans tous les lieux où des maladies à forme épidémique ou populaire, quelles qu'elles fussent d'ailleurs, ont exercé leurs ravages.

MARCHE, DURÉE DE L'ÉPIDÉMIE.

L'épidémie ayant commencé dans la dernière quinzaine de mars, du 15 au 20 environ, sa durée serait de près de trois mois à l'heure où nous écrivions (c'est-à-dire dans la première quinzaine de juin); mais sommes-nous autorisé à considérer l'amélioration survenue avant notre départ de Draguignan, le 30 mai dernier, comme une période de déclin définitive, et comme nous donnant le droit de présager la fin de l'épidémie? Nous ne saurions l'affirmer, bien que les renseignements que nous avons reçus de notre honorable confrère, le docteur Bouyer, le 2 et le 4 juin, nous permettent d'espérer qu'il en sera ainsi.

«Notre fatigue diminue, nous dit en effet à la première de ces dates notre dévoué confrère, et nous remercierons probablement ce soir, en leur rendant toute liberté, les deux jeunes gens venus de votre École, et dont le dévouement a été à toute épreuve.»

«Nous sommes au 5 et à sept heures du soir, ajoute-t-il dans une autre dépêche, et depuis quatre jours nous ne comptons plus de décès, les malades anciens marchant vers la guérison. Deux nouveaux cas seulement auraient été signalés depuis, et encore sont-ils d'une bénignité qui éloigne toute préoccupation.»

Malgré des données aussi rassurantes, nous ne saurions indiquer qu'avec toute réserve les premiers jours de juin comme la limite probable de l'épidémie, et, alors même qu'il en serait ainsi, elle n'en aurait pas moins duré quatre-vingts jours à peu près.

Depuis que nous écrivions ces lignes, les renseignements favorables se sont multipliés, et nous sommes en droit de considérer l'épidémie comme étant arrivée à son terme.

La marche de la maladie a été du reste régulière, le nombre des cas, assez limité d'abord, ayant augmenté graduellement et d'une manière uniforme, sans que nous puissions toutefois indiquer son accroissement quotidien, le défaut de bulletins fournis tous les jours par chacun des hommes de l'art ne nous laissant comme moyen d'appréciation que le chiffre des décès. Un simple coup d'œil jeté sur le tableau que nous avons sous les yeux, nous permet d'établir que le chiffre a été fort restreint en mars, puisque nous n'y trouvons qu'un seul décès attribué à la suette. Nous n'en croyons pas moins, comme nous le disions ci-dessus, nous rapprocher bien plus de la vérité, en rattachant à ce fait ceux qui ont été enregistrés sous les noms de fièvres ataxique, pernicieuse, ce qui dès-lors porterait à six le nombre des morts dus à l'épidémie.

En avril, le chiffre des décès s'élève d'une manière sensible, car nous n'en comptons pas moins de vingt-trois et même de vingt-cinq, en y ajoutant, comme ci-dessus, deux cas de fièvre pernicieuse mortelle. Enfin, tandis que nous en trouvons en mai soixante et dix, tous bien caractérisés, excepté un seul, enregistré sous le titre d'accès syncopal, et que nous n'hésitons pas à considérer comme un cas des plus authentiques, nous n'en avons plus que trois à signaler dans les quatre premiers jours de juin.

Il résulte évidemment de ce qui précède, que, peu accentuée en mars, l'épidémie n'était représentée que par quelques cas assez peu tranchés pour laisser encore du doute sur la dénomination qu'on devait lui imposer; mais à partir d'avril, toute incertitude a dû cesser, les faits se multipliant et offrant d'une manière explicite les deux phénomènes les plus caractéristiques ou pathognomoniques, comme on le dit dans le langage de l'école.

Si, à ce premier aperçu, nous voulons ajouter une appréciation plus exacte de la distribution des cas mortels à telle ou telle époque du mois, nous arrivons à ce résultat que, disséminés et inégalement répartis du 8 au 51 mars, les six premiers décès sont suivis d'un accroissement à peu près régulier. Ainsi, nous en comptons un le 6 et autant le 7, deux le 10, un le 11, un le 15, le 16, le 17 et le 18; deux le 20, un le 22, trois le 23, un le 24, deux le 26, un le 27, trois le 28 et deux le 29; la mortalité se maintenant ainsi à un taux à peu près uniforme pendant toute la durée du mois.

Ce mode se maintient pendant les premiers jours de mai, puisque nous trouvons deux cas le 1er, un le 2, un le 4 ainsi que le 6, deux le 8, trois le 9, deux le 10, un le 11 et le 12, trois le 13, deux le 14, trois le 15, deux le 16, deux le 17, trois le 18, deux le 19, quatre le 20, un le 21, six le 22, quatre le 23, quatre le 24, cinq le 25, deux le 26, six le 27, trois le 28, deux le 29; seulement les décès se multiplient vers la fin du mois, dont la dernière quinzaine peut être considérée comme celle pendant laquelle la mortalité a été la plus grande. Nous pourrions d'ailleurs, en groupant ces décès par quinzaine, indiquer approximativement l'époque où la maladie a réellement sévi avec le plus d'activité. A ce point de vue, nous comptons un seul décès dû à la suette, du 15 au 31 mars, quatre avec les cas de mort suite de fièvre ataxique ou pernicieuse.

La première quinzaine d'avril n'en compte que sept, la seconde dix-neuf; et tandis que dans les premiers quinze jours de mai nous n'en trouvons que vingt, leur nombre s'élève à cinquante pour la dernière période du même mois.

Ces diverses manières de grouper les chiffres corroborent ce que nous disions au commencement de ce chapitre : que la maladie avait suivi dans sa marche une progression régulièrement ascendante, et que l'époque de son summum d'intensité a eu évidemment lieu du 19 ou du 20 mai au 30 du même mois. En présence d'une situation pareille, le nombre des malades, celui des décès croissant dans des proportions inattendues, on comprend les préoccupations, l'inquiétude des populations, et l'appel fait par l'autorité préfectorale à une intervention qui, en amenant notre présence au milieu des populations alarmées, a été pour nous un nouveau motif de gratitude pour l'administrateur qui nous avait déjà donné des preuves si nombreuses et si incontestables de sa bienveillance et de son estime.

Chercher à connaître la situation en réunissant autour de nous, et sous la présidence de M. le Préfet du Var, les hommes de l'art qui, depuis longtemps déjà, donnaient des preuves d'un zèle et d'un dévouement à toute épreuve, fut notre première pensée, et dès neuf heures du soir, le 24 mai, jour de notre arrivée à Draguignan, nous recevions de la bouche de nos honorables confrères, MM. Bouyer, Teus, Boyer-Gubert, de Loth et Coulomb[1], les pré-

---

[1] M. Guiraud n'avait pu se rendre à cause d'une indisposition qui, depuis quelques jours, le retenait dans sa chambre.

cieux renseignements qui ont facilité notre mission et qui, en nous permettant de former notre opinion, nous autorisaient à écrire dès le lendemain au chef de l'administration du Var :

« Monsieur le Préfet,

» Les renseignements qui nous ont été fournis par nos honorables confrères, et ce que nous avons vu dans la journée qui vient de s'écouler, nous autorisent, au moment de vous faire connaître nos premières impressions, à vous dire qu'on ne saurait conserver le moindre doute sur la nature de la maladie et des complications, quelquefois si graves, qui ne l'ont rendue que trop souvent funeste.

» Les préoccupations publiques, la terreur qui s'est emparée de bien des esprits, et la longue durée de l'épidémie qui compte bientôt trois mois d'existence, n'en ont pas moins exagéré la situation, et il importe que l'opinion publique éclairée revienne à de plus justes appréciations.

» La suette miliaire, tout le monde doit bien se pénétrer de cette vérité, est une maladie exanthématique parfaitement connue et qui a peu de gravité par elle-même. Comme une infinité de maladies cutanées aiguës, elle suit le plus souvent sa marche sans donner lieu à de sérieuses inquiétudes; mais il n'en est plus ainsi de la fièvre qui l'accompagne, lorsqu'elle revêt surtout une forme insidieuse, une apparence de bénignité qui peuvent faire méconnaître sa nature ou son type, et ne permettent pas dès-lors de la combattre avec avantage.

» Grâces à Dieu et à l'incontestable sagacité pratique des hommes de l'art dont s'honore cette ville, l'erreur ou l'hésitation que je signalais comme possibles n'ont jamais eu lieu à Draguignan, et l'unanimité des opinions et des vues émises en votre présence ne laisse aucun doute sur les convictions qui, résultant d'une prompte et judicieuse appréciation de la nature de la maladie, ont inspiré de bonne heure l'emploi des moyens destinés à la combattre, et en particulier celui du quinquina et de ses diverses préparations.

» Comme l'ont constaté à diverses reprises nos honorables confrères, les conditions qui rendent les fièvres d'accès endémiques à Draguignan, sont en grand nombre, et toute épidémie, quelle qu'elle soit d'ailleurs, qui vient s'abattre sur cette ville, se complique par cela même (l'expérience l'a prouvé plusieurs fois), d'un état général d'autant plus redoutable qu'il revêt souvent un masque trompeur, et que, par sa gravité et la rapidité de ses coups, il n'échappe que trop souvent à l'action des moyens destinés à le combattre.

» Ce n'est cependant pas assez, pour le praticien, de reconnaître l'ennemi qu'il a devant lui et qui si souvent se dérobe à son action; il faut encore que l'opinion publique lui vienne en aide en ne proscrivant pas l'usage des moyens que l'expérience dit être les plus utiles ; or, en repoussant obstinément aujourd'hui l'usage de l'écorce du Pérou, le spécifique par excellence, la population ajoute aux difficultés déjà si grandes qui font de la médecine pratique le plus ardu des problèmes.

» Combattre un préjugé aussi dangereux qu'irrationnel et inexplicable, est un devoir que nous ne saurions décliner, et nous nous estimerions heureux si, faisant passer nos convictions dans l'esprit de ceux qui voudront bien lire ces quelques lignes, nous pouvions obtenir un résultat d'accord avec leurs intérêts les plus chers et en harmonie avec la conduite pleine de prudence et de rationalisme pratique des hommes de l'art dont le dévouement n'a eu de terme que l'épuisement de leurs forces.

» Dans cette double attente, veuillez, M. le Préfet, agréer l'expression des sentiments que m'ont inspirés et votre accueil plein de courtoise bienveillance, et votre ardent amour pour les populations dont l'administration est confiée à votre active et chaleureuse sollicitude. »

Ce fut au milieu de ces conditions, si honorables pour le corps médical tout entier, et en ayant égard aux fatigues inséparables du zèle avec lequel nos confrères s'étaient dévoués au soulagement de leurs concitoyens, que nous proposâmes de faire un appel aux jeunes élèves de notre Faculté, afin d'établir, au moins pendant la nuit, une ambulance où des hommes de l'art, réunis en permanence à la mairie de Draguignan, pussent donner immédiatement des secours à ceux qui les réclamaient.

MM. Girard, interne des hôpitaux de Montpellier, originaire de Draguignan, et M. Lombard, s'empressèrent de se mettre à notre disposition et se rendirent immédiatement à leur poste; mais leur arrivée, qui eut lieu le 26 et le 27 mai, sembla coïncider avec un amendement notable, sinon dans le nombre des décès, au moins dans celui des cas nouveaux, et nous pûmes

6

dès-lors, espérer une amélioration qui, nous l'avons vu, ci-dessus, ne s'est point démentie.

Ce changement inespéré, dans les circonstances graves où nous nous trouvions placés, a coïncidé de la manière la plus évidente avec deux faits : l'apparition du mistral ou du vent de N.-O., et une émigration qui, dans l'espace de deux ou trois jours, a diminué de moitié le chiffre de la population.

Sous l'influence du vent mistral, qui a soufflé tout à coup avec une grande violence, nous avons vu la température baisser, et disparaître l'humidité dont l'atmosphère était imprégnée, ainsi que les odeurs désagréables qui remplissaient les rues.

L'abaissement sensible de température, brusquement survenu du 25 au 26 mai, a évidemment exercé la plus heureuse influence sur l'état sanitaire du pays, et diminué d'une manière bien marquée le nombre des cas nouveaux. De 10 à 12 par jour, en effet, le chiffre est tombé à 4. Ce résultat si satisfaisant n'en a pas moins été compensé par l'aggravation de la situation des personnes déjà atteintes : ainsi la difficulté, l'impossibilité même de prévoir un changement aussi brusque de température n'ayant pas permis de conseiller et de prendre certaines précautions qui auraient pu avoir leur utilité, la plupart des sujets sérieusement atteints se sont plaints, à notre visite du lendemain, d'avoir éprouvé du froid pendant la nuit. La nécessité où nous nous étions trouvé d'augmenter nous-même, pendant cette nuit, le nombre des couvertures dont notre lit était pourvu, confirmait pleinement le dire de nos pauvres malades, chez lesquels eut ainsi lieu une sorte de répercussion fâcheuse et dont les conséquences sont faciles à concevoir. Le chiffre des décès, que nous avons eu déjà le soin d'indiquer comme correspondant aux derniers jours de mai, ne fait que confirmer cette manière de voir.

Bien que, dans notre conviction et celle de nos honorables confrères de Draguignan, l'amélioration que nous venons de mentionner, et qui s'est soutenue depuis (le nombre des cas nouveaux n'ayant plus été que de trois et même de deux par vingt-quatre heures, jusqu'au mardi matin 29, jour de notre départ), se rattache au changement si tranché des conditions météorologiques qui régnaient depuis longtemps, et constituaient pour le pays une véritable intempérie saisonnière, nous ne pouvons nous empêcher de reconnaître que l'émigration a pour beaucoup contribué à diminuer le nombre des nouveaux cas, et facilité, dès-lors, le décroissement de l'épidémie et sa prompte terminaison.

Fort de cette conviction, et après avoir proposé et vu accepter avec le plus grand empressement les mesures administratives qui nous paraissaient pouvoir le mieux s'accommoder à la situation, et que nous ferons connaître ci-après, nous crûmes, cédant à des devoirs impérieux, pouvoir nous éloigner, pour répondre aux obligations de notre double enseignement, et nous eûmes l'honneur d'adresser à M. le Préfet les lignes suivantes, comme fidèle expression de nos sentiments et de nos espérances :

Monsieur le Préfet,

» La marche de l'épidémie qui nous a appelé à Draguignan semble se ralentir et met, par cela même, un terme à la mission toute de confiance dont votre honorable collègue de l'Hérault a bien voulu nous charger.

» Le nombre des cas nouveaux ne s'élève depuis quelques jours qu'à un chiffre assez restreint pour qu'il nous soit permis de pressentir la fin prochaine d'une épreuve qui laissera de profonds et douloureux souvenirs dans le cœur de vos administrés ; mais si quelque chose peut atténuer les regrets des pertes éprouvées, c'est, je puis le dire, le zèle, le dévouement des hommes qui ont été constamment à l'œuvre et ont prodigué leurs soins à leurs malheureux concitoyens.

» Bien des pertes douloureuses les ont affligés dans cette lutte de la science et de l'art contre une maladie qui n'a que trop souvent éludé leurs étreintes; mais de nombreux succès ont couronné leurs efforts, et nous sommes heureux de les constater et d'y applaudir.

» Permettez-nous, Monsieur le Préfet, au moment de nous séparer de vous et des honorables confrères dont il nous a été donné d'apprécier les hautes lumières, le tact médical et le dévouement sans bornes, de nous féliciter encore une fois d'appartenir à une profession qu'ils honorent à tant de titres ; permettez-nous aussi de vous exprimer toute notre reconnaissance pour la vive sollicitude avec laquelle vous avez suivi nos travaux, et l'empressement avec lequel vous avez accueilli et accepté les propositions qui vous ont été faites dans l'intérêt de vos administrés. »

RECHERCHES CADAVÉRIQUES.

Bien que, dans notre pensée, l'examen nécroscopique n'ait point l'importance qu'on lui a donnée à une certaine époque, et qu'il ne puisse guère le plus souvent nous faire connaître que des effets et nullement des causes, comme on a pu l'espérer, nous n'en aurions pas moins désiré pouvoir consigner ici des résultats qui complètent, à nos yeux, l'histoire d'une maladie, en constatant la nature de certains symptômes matériels ou lésions, qui pressentis seulement pendant la vie, ne sont démontrés qu'après la mort. Les circonstances au milieu desquelles nous nous trouvions, l'absence complète de cas de suette dans les établissements hospitaliers aussi bien que dans la garnison, ne nous ont évidemment pas permis de donner suite à nos projets, la demande que nous aurions faite n'ayant aucune chance d'être accueillie, en présence de l'émotion populaire et de la préoccupation qui en était la conséquence.

Cette lacune est d'ailleurs d'autant moins regrettable, que la marche de la maladie et l'ensemble des symptômes qui la constituent ne sauraient se rattacher, selon nous, à une lésion matérielle capable de jouer le rôle de cause prochaine ou essentielle ; dans notre pensée, l'épidémie que nous avons eu à étudier était essentiellement de l'ordre dynamique, et les succès de la médicamentation instituée ne sauraient, il nous semble, laisser le moindre doute à cet égard.

TRAITEMENT.

En abordant cette partie de notre travail, nous ne pouvons nous empêcher de rappeler que, dans une question de cette importance, et en nous plaçant surtout au point de vue de la mission toute spéciale qui nous a été confiée, nous n'avons pas à nous occuper seulement du traitement destiné à combattre la maladie existante, mais encore à chercher les moyens de la prévenir et de mettre les individus, et mieux encore la population tout entière, à l'abri du retour d'aussi désolantes épreuves.

Pour atteindre ce double but, il importe de nous élever par l'analyse clinique jusqu'à la notion de la cause intime, affection ou mutation vitale qui, constituant le phénomène initial de la maladie, n'est que l'expression morbide d'un changement dû dans la plupart des cas à la continuité d'action de conditions extérieures nocives, et dans quelques autres à leur influence subite et immédiate. De cette notion une fois acquise, et du rapport une fois établi entre la modalité affective de l'organisme vivant et les conditions, tant externes qu'internes, générales ou individuelles, qui la préparent et la déterminent, découlent, en effet, les indications majeures, curatives et prophylactiques, que l'homme de l'art doit remplir.

Traitement curatif. — En nous plaçant à ce double point de vue, qui a du reste été parfaitement saisi par nos honorables confrères de Draguignan, nous sommes amené à établir que la gravité de la maladie qui naguère a fait de si nombreuses victimes dans cette ville, était, à un moment donné, due à une véritable intoxication paludéenne dont les effets réclamaient impérieusement l'emploi du quinquina et de ses diverses préparations.

Un peu d'hésitation, motivée peut-être par les préjugés de la population et sa répugnance à faire usage de ce remède, n'en a pas moins présidé, dès l'abord, à l'usage de cet agent heroïque, auquel certains praticiens n'avaient pas même recours, si ce n'est au troisième ou sixième jour de la maladie; mais nous n'en sommes pas moins convaincu que les nombreux succès obtenus, ont été dus au soin avec lequel on a eu le plus souvent recours à son emploi.

Dans bien des cas, l'administration de l'écorce du Pérou ou de ses principes les plus actifs, a dû être précédée d'un vomitif, que motivait suffisamment l'état saburral de la langue, et qui avait surtout le grand avantage de déterminer un mouvement perturbateur, une secousse salutaire, amenant une détente et mettant un terme à l'état de spasme, d'éréthisme qui n'existaient que trop souvent pendant la période prodromique de la maladie, et entravaient d'une manière évidente les mouvements d'expansion ou du centre à la périphérie.

Sous son influence (du vomitif), on voyait le plus souvent la langue se déterger, se rapprocher par sa coloration et son aspect de ce qu'elle est dans l'état de santé; les sueurs, l'exanthème suivre une marche régulière, et dans les premiers temps de l'épidémie cette médication, secondée du séjour au lit, de l'usage de tisanes légèrement diaphorétiques, a souvent suffi pour rendre la santé à bien des malades. Mais plus tard il n'en a point été ainsi, et l'on a dû recourir de bonne heure, après évacuation par le haut, et quelquefois d'emblée, à l'emploi du quinquina.

Dans bien des cas, un éméto-cathartique a produit des effets non moins heureux; mais il n'en a pas été de même lorsque, séduit par certaines apparences, on a cru devoir recourir dès l'abord aux évacuations alvines en employant des purgatifs directs.

L'indication que nous venons de signaler une fois remplie, on a dû presque constamment recourir à l'usage du quinquina, que l'on employait avant notre arrivée sous forme de décoction, à la dose d'une cuillerée à bouche toutes les heures; tandis que l'on administrait simultanément le sulfate de quinine en poudre à la dose de 15 ou 20 centigrammes enfermés dans du pain à chanter, pour en faciliter la déglutition et en épargner l'amertume. Ces prises étaient employées au nombre de trois ou quatre par jour, et de trois en trois heures, ce qui portait à 60 ou 80 centigrammes la dose de quinine employée quotidiennement.

Convaincu, comme nous le sommes, que, dans des circonstances aussi graves, on ne saurait assez tôt recourir à l'emploi du sulfate de quinine et autres préparations de quinquina, et qu'il ne saurait être indifférent de l'employer à doses fractionnées, quoique fréquentes, ou d'en introduire, dans un temps donné, une certaine quantité, nous proposâmes d'en donner 1 gramme en trois fois, espacées de manière que la dernière ingestion eût lieu cinq ou six heures avant l'heure présumée de l'accès, en commençant immédiatement après les évacuations émétiques, au lieu d'attendre plusieurs jours, ce qui nous semblait du temps perdu. Ainsi, nous basant sur l'apparition habituelle des exacerbations vers les 10 heures du soir, nous donnions le premier tiers de la dose totale vers 5 ou 6 heures du matin, le second vers midi, et le troisième vers 4 ou 5 heures du soir; que l'agent modificateur fût d'ailleurs employé en pilules, dans lesquelles nous avions le soin de l'associer à 1 décigramme d'extrait gommeux d'opium ou de jusquiame blanche, ou en potion composée de : eau 100 grammes; résine de quinquina 4, 6 ou 8 grammes, selon les cas ; eau de Rabel quelques gouttes, et sirop d'écorce d'orange amère 45 grammes.

Aurons-nous besoin d'ajouter que ce mode d'administration a subi telles modifications qui ont pu être nécessitées par des circonstances que l'intelligence de nos lecteurs saisira, sans que nous ayons besoin de les énumérer ?

En général, le quinquina et le sulfate de quinine ainsi administrés ont été parfaitement tolérés, et les malades dont l'estomac s'insurgeait avec opiniâtreté contre toute autre ingestion, ne les ont point rejetés. Dans le cas, cependant, où le défaut de tolérance de l'estomac s'est trop vivement prononcé, nous avons eu recours aux voies inférieures, en ayant le soin de porter à 1^{gr},50 ou 2 grammes le sulfate de quinine, et en administrant toujours la totalité de la mixture en trois fois, disposées comme ci-dessus ; un lavement entier d'eau simple, qui devait être immédiatement rendu après son arrivée dans l'intestin, précédant l'ingestion du médicament mis en suspension dans quelques grammes de décoction de tête de pavot.

Sous l'influence de ce mode de traitement, nous avons vu le plus souvent les accès se régulariser, s'éloigner, s'amoindrir, disparaître, et toute préoccupation cesser, à la condition toutefois de continuer l'usage de l'antipériodique pendant huit à dix jours, sous peine de voir les accidents reparaître et en réclamer impérieusement de nouveau l'administration.

De l'eau vineuse pour boisson, quelquefois de l'eau d'orge acidulée avec le suc de citron ; des sinapismes promenés à titre de révulsifs sur les membres inférieurs, pendant les accès ; de larges vésicatoires sur la poitrine, pour combattre l'oppression, le point de côté et la barre épigastrique dont se plaignaient les malades ; les antispasmodiques, quand le besoin s'en faisait sentir, complétaient un traitement qui présentait, on peut le dire, des variétés infinies de détail d'après les indications, mais dont les préparations quinacées formaient le fond commun et le plus important, puisque toutes les fois que, trop confiant dans l'amélioration obtenue ou dans la disparition des accidents les plus graves, on en suspendait l'emploi, on les voyait reparaître et persister avec une nouvelle intensité, jusqu'à ce que l'emploi des mêmes moyens en fît de nouveau justice.

Dans les cas où, comme nous l'avons indiqué en esquissant le tableau de la maladie, les sueurs tendaient à se supprimer, où l'exanthème mettait trop de lenteur à paraître ou tendait à s'effacer, nous avons cru devoir recourir, ainsi que nos judicieux confrères, à l'emploi de l'acétate d'ammoniaque (esprit de Mindererus) à la dose de 1, 2 et 3 grammes, dans 100 grammes d'une potion avec parties égales d'eau de menthe, d'eau de cannelle et de sirop de sucre ; quelquefois cette dernière était plus spécialement antispasmodique, légèrement calmante et composée d'eau de laitue, d'eau de fleurs d'oranger, d'éther, de teinture de castoréum et de sirop diacode. Mais quels que fussent l'excipient et les adjuvants employés, cet agent n'a pas toujours répondu à notre attente ; il répugnait même le plus habituellement au malade et était vomi, parfois en dépit de la présence des hypnotiques prescrits dans la dernière potion.

C'est dans des circonstances de ce genre que MM. les docteurs Bouyer et Boyer-Gubert ont obtenu de bons résultats de l'emploi des préparations d'aconit à la dose de 60 centigrammes à $1^{gr},50$ d'alcoolature, dans une potion antispasmodique de 100 grammes avec eaux de tilleul, de fleurs d'oranger et sirop diacode. Dans les cas où la teinture était préférée, on la portait jusqu'à 4 grammes dans la même quantité de véhicule. MM. de Loth et Coulomb, suivant les indications des deux honorables confrères qui précèdent, et qui avaient dû leur confier un certain nombre de leurs malades, tant ils étaient surchargés, ont eu à se louer quelquefois de ce moyen ; mais, comme le dit M. Boyer-Gubert, il est un bien plus grand nombre de cas où cet agent a été sans effets.

Les mêmes praticiens se louent aussi des bons résultats que leur ont donnés le musc et le castoréum, dans les cas où le délire et autres phénomènes nerveux indiquaient un état de surexcitation sympathique ou idiopathique du cerveau et de ses dépendances : ces succès ont été cependant moins explicites, moins concluants peut-être que ceux qui précèdent.

Tout en ayant recours à l'ensemble des moyens curateurs dont l'expérience nous avait démontré l'heureuse influence, nous n'avons pas oublié qu'appelé au foyer d'une épidémie, le médecin n'avait pas seulement à prescrire des remèdes plus ou moins efficaces, mais qu'il devait encore relever le moral de ceux qui souffrent, de ceux, plus inquiets peut-être, qui leur donnent des soins; raffermir leur courage, tranquilliser leur esprit, et, par une abnégation qui l'élève et l'honore, leur apprendre, sinon à braver, à ne pas s'effrayer du moins outre mesure des coups d'un ennemi d'autant plus à craindre qu'il trouve dans la terreur qu'il inspire, dans l'affaissement moral, le découragement et les préoccupations qui en sont la fâcheuse conséquence, des auxiliaires puissants et des plus redoutables.

Il ne saurait nous appartenir de rappeler ici ce qui se rattache à cette partie de notre mission; mais ce qu'il nous serait impossible de taire, ce sont les bienveillantes paroles, les preuves on ne peut plus explicites, on ne peut plus flatteuses, de la satisfaction, nous dirions presque de l'estime, de l'honorable chef de l'administration départementale; de l'empressement, enfin, avec lequel il a bien voulu accueillir, nous le disions ci-dessus, les mesures que nous avons considérées comme les plus utiles pour mettre un terme à la durée, à la propagation et au retour de l'épidémie.

Traitement prophylactique. — En abordant l'exposé des faits qui se rattachent à la prophylaxie, nous devrons, il nous semble, distinguer: 1° les cas dans lesquels, tout en regardant comme impossible de modifier d'une manière immédiate les conditions qui semblent le plus faciliter le développement de la maladie, nous avons à protéger contre leur influence les individus qui continuent à les subir; 2° ceux d'un ordre plus élevé où, dominant la question de toute la hauteur de la science, nous devrons nous demander jusqu'à quel point ces mêmes conditions sont réellement au-dessus de nos moyens d'action, et jusqu'à quel point il serait dès-lors possible de les modifier ou même de les détruire, en éclairant les populations, en faisant appel à leurs plus chers intérêts, et en réclamant surtout la haute intervention d'une administration éclairée qui, fidèle interprète des pensées du chef de l'État, veille avec tant de sollicitude à tout ce qui touche à la santé publique, base fondamentale de la prospérité et de la grandeur de l'Empire.

Un fait dont l'importance ne saurait être négligée lorsqu'il s'agit de résoudre le double problème que nous venons de poser, c'est que l'homme peut, grâce à sa nature et aux remarquables facultés dont il est doté, s'accommoder aux influences les plus diverses et s'harmoniser même avec celles qui sembleraient tout d'abord être les plus incompatibles à sa nature et au jeu régulier de ses plus importantes fonctions. Grâce à cette aptitude admirable, grâce surtout à l'immunité qu'une hygiène intelligente peut lui mériter, il

7

lui est possible de vivre sans danger en quelque sorte au milieu de conditions capables de faciliter le développement d'une épidémie qui ne saurait
cependant l'atteindre. Les faits qui prouvent que certaines épidémies sévis-
sent plus particulièrement sur les individus de tel âge , de tel sexe , de tel
tempérament ou de telle idiosyncrasie ; corroborent de tout point cette proposition ; car à chacune de ces conditions individuelles se rattachent évidemment des modalités spéciales qui facilitent ou annulent l'action des causes
pathogénétiques auxquelles chacun de nous est soumis.

C'est en nous pénétrant de la vérité de ces propositions, qui doivent être
toujours présentes à l'esprit de l'homme de l'art, que nous avons proposé de
faciliter autant que possible l'aération des maisons , de les blanchir à la
chaux au dedans et au dehors, de mieux entretenir les étables, de ne point
augmenter la quantité de fumiers qui encombrent les rues ou les cours
intérieures, mais d'en transporter les éléments à une certaine distance des
habitations ; d'entretenir enfin la plus grande propreté dans les rues , en
organisant un service de balayage qui n'existe point à Draguignan, alors que
la plupart des villes de France trouvent, dans un service de ce genre, une
source de revenus souvent considérable. Certaines rues nous ont paru néces-
siter de plus un lavage à grande eau pure ou chargée de chaux.

L'évacuation des eaux salés des usines, et surtout des tanneries, a aussi
appelé notre attention, et nous avons demandé qu'on ne pût les déverser sur
la voie publique que la nuit, et en faisant suivre leur écoulement d'une chasse
d'eau de chaux. L'impossibilité de faire disparaître tout d'un coup les fosses à
fumier qui longent les deux côtés du canal d'évacuation des eaux de la ville, le
danger qu'il y aurait à faire enlever immédiatement les masses de fumiers accumulés dans les cours intérieures des maisons , nous ont fait demander qu'on
jetât dans les unes et dans les autres, du plâtre, du sulfate de fer, du charbon
pilé ; ou mieux de l'acide sulfurique étendu d'eau, de manière à entraver et
même à faire cesser le travail de décomposition qui se passe dans l'une et
l'autre circonstance , et d'arrêter le dégagement des émanations délétères qui
en proviennent.

A ces divers moyens, auxquels les habitudes populaires associent la convenance de faire de grands feux sur divers points des lieux infectés, nous
avons cru devoir ajouter, pour les individus, certaines précautions, telles

que de porter des vêtements suffisamment chauds et capables de les protéger contre l'influence des mutations brusques de l'atmosphère, de suivre un régime diététique régulier; fortifiant, tonique, auquel nous avons associé l'usage habituel du vin de quinquina à la dose d'une cuillerée à soupe, trois fois par jour, et tous les deux jours celui de deux paquets de sulfate de quinine de 15 à 20 centigr. matin et soir ; une active surveillance des excrétions, un exercice convenable en plein air, maintenu dans des limites telles qu'il ne fût jamais poussé jusqu'à la fatigue ; l'absence de toute préoccupation, de toute affection morale triste : telles ont été les précautions dont l'application intelligente nous a paru le mieux appropriée à la situation, et permettre de rester à Draguignan sans qu'on eût trop à craindre de subir l'influence qui pouvait en faire redouter le séjour.

Ce n'était point assez toutefois de protéger temporairement des populations si cruellement décimées ; nous avions aussi à nous demander s'il n'était point possible de leur venir plus sérieusement en aide, et si, dans l'espèce, nous n'étions pas en présence d'une de ces petites épidémies ou endémies dont les conditions d'existence, beaucoup plus accessibles à nos moyens d'action, peuvent être combattues, neutralisées ou détruites même avec le plus grand succès, à l'inverse de ce qui a lieu dans les grandes épidémies, où une sorte de *quid divinum* inconnu nous met dans l'impossibilité de saisir la nature des causes premières, tant générales qu'individuelles, qui préparent leur développement, déterminent leur apparition, facilitent leur dissémination et mettent un terme à leurs ravages.

La réponse à cette question ne pouvait être douteuse pour nous ; car les renseignements que nous devons à l'obligeance de nos honorables confrères, le résultat de nos propres observations, ne pouvaient nous laisser de doutes sur l'influence que les conditions locales catastatiques avaient exercée sur la constitution et la nature de l'épidémie, ou du moins de la fièvre concomitante qui en a fait la gravité.

De cette appréciation, dont la haute valeur ne saurait être suspectée, découle si naturellement la conduite à tenir pour mettre la ville de Draguignan à l'abri d'atteintes pareilles à celle que nous déplorons, que nous pourrions en quelque sorte déposer la plume, laissant à chacun de nos lecteurs le soin de trouver dans ses propres réflexions la voie la plus sûre et la plus convenable ; mais désireux de remplir en entier la mission qui nous a été confiée, nous nous permettrons d'indiquer les améliorations qui nous paraissent indispensables pour obtenir le résultat le plus satisfaisant.

Bien que les conditions topographiques ne puissent être que difficilement modifiées, nous n'en pensons pas moins, vu l'imperméabilité du sol à une petite profondeur, que l'application intelligente du drainage pourrait amener une heureuse transformation dans les conditions d'humidité, à peu près constante, de cette partie du sol qui porte plus particulièrement le nom de Négadis.

Quant à la distribution et au mode d'évacuation des eaux empruntées à la Nartuby par le canal de dérivation dont nous avons parlé, ils nous paraissent susceptibles des plus heureuses améliorations : il suffirait, pour cela, de réaliser les projets mis à l'étude depuis cinq ans, c'est-à-dire depuis l'époque du choléra, et qui consistent : 1° à donner au canal une grande pente, en changeant la prise d'eau et l'élevant à 8 ou 10 mètres au-dessus du niveau actuel, jusqu'au dolmen à peu près ; 2° à supprimer les moulins à farine de l'intérieur de la ville, ce qui permettrait de ne point la faire traverser par les eaux pendant l'été, mais pendant l'hiver seulement, époque ou le fonctionnement des moulins à huile n'offre aucun inconvénient; 3° à construire un égout couvert, dallé et étanche, dans lequel seraient reçues les eaux ménagères et celles des fontaines, égout que l'on balaierait de temps en temps à l'aide d'une forte colonne d'eau empruntée au canal supérieur; 4° à établir deux rigoles qui, partant de ce canal au niveau des maisons les plus élevées de la ville, iraient, l'une au pont de Lorgues, l'autre sur le côteau à gauche de la plaine, pour fournir aux terrains du voisinage une eau pure et limpide, dont la partie non absorbée irait, en fin de compte, se réunir dans le fossé actuel d'évacuation, qu'il faudrait niveler, rectifier, et sur les bords duquel ne seraient plus tolérées les fosses à fumier que les propriétaires riverains ont transformées depuis si longtemps en cloaques infects.

Une question du plus grand intérêt, qui se rattache à l'entretien de ces diverses parties d'un même système d'irrigation, est celle qui a pour but de les maintenir libres de tout obstacle. Comme nous l'avons établi déjà, les eaux qui coulent dans les alentours de Draguignan, charrient une énorme quantité de sels calcaires, qu'elles abandonnent, sous forme de croûtes épaisses, dans les conduits qu'elles parcourent ; de là la nécessité de procéder à des curages qu'il importe de renouveler, même à des époques assez rapprochées.

L'importance des intérêts qui, dans cette circonstance, mettent les usiniers en présence des agriculteurs dont les propriétés bénéficient des eaux d'arrosage, a depuis longtemps motivé la surveillance d'un syndicat qui, dès le 30 juillet 1705, formulait un règlement dont l'autorité s'est continuée jusqu'en 1858, et sous l'empire duquel le curage du canal se faisait en août ou en septembre, époque de l'année qui ne saurait être favorable à des travaux de ce genre. Nous ajouterons que, par une incurie inqualifiable et en violation des règles prescrites, cette opération fut, en 1855, faite pendant la dernière quinzaine d'août, et que les boues et matières putrides extraites, restèrent déposées pendant plusieurs jours sur les bords du cours d'eau, sur l'esplanade elle-même, sous un ciel de feu ; aussi, tandis qu'avant ce moment les cas de choléra étaient peu nombreux, on les vit se multiplier d'une manière effrayante au bout de quelques jours.

Un pareil résultat est assez significatif, il nous semble, pour que, rapproché des données fournies par la science, et qui indiquent la saison d'hiver comme la moins favorable à la décomposition des matières organisées, toujours en si grand nombre dans les boues de ce genre, on ne tolère plus désormais de pareilles imprudences, et on exige, quelles que soient les raisons invoquées par les usiniers, l'application de l'article 14 de l'arrêté préfectoral du 17 mars 1858, qui, modifiant le règlement précité de 1705, veut que le curage du canal ait lieu avant le 1er avril.

D'après les renseignements qui nous ont été communiqués, nous ignorons si le nettoyage du canal et de ses divisions a été fait ou non en 1859; mais il paraît à peu près certain qu'il n'a pas eu lieu cette année (1860), ce qui est d'autant plus à regretter que, dans notre pensée, il est déjà trop tard pour que l'opération puisse avoir lieu sans danger, le dégagement d'effluves insalubres, d'émanations délétères, qui ne saurait avoir lieu d'une manière nuisible en hiver, devant s'opérer avec une grande facilité, sous l'influence des chaleurs qui règnent et qui ne feront qu'augmenter,

Si telles sont les appréciations qui nous sont inspirées par un état de choses on ne peut plus regrettable, et auquel il importe de remédier, sinon d'une manière immédiate, au moins dans l'avenir, que dirons-nous de l'état des rues et des cloaques immondes dont les cours intérieures des habitations sont presque toujours le foyer ?

Répaver les premières, les niveler, pour empêcher la stagnation des eaux sales ménagères ou autres ; organiser un service de balayage régulier, destiné à les entretenir dans un état de propreté convenable ; supprimer l'entassement des fumiers dont les secondes sont le réceptacle, telle est notre manière de résoudre les problèmes qui se rattachent à cette partie de la question. Cette suppression est d'autant plus nécessaire d'ailleurs, que les inconvénients qui sont la conséquence de l'état de choses actuel, sont trop graves pour qu'on puisse les tolérer plus longtemps. Les besoins de l'agriculture sont certes impérieux ; mais on ne saurait, pour les satisfaire, aller jusqu'à leur sacrifier complètement les intérêts de la salubrité publique, et ce serait méconnaître complétement ces derniers que de fermer les yeux sur l'existence de ces foyers d'infection. La situation sanitaire de Draguignan ne permet point d'hésiter ni de prendre des demi-mesures ; il importe, avant tout, de protéger les populations contre elles-mêmes, en exigeant que le sol des cours soit débarrassé des fumiers qui les encombrent, et que ces derniers soient transportés à distance des habitations.

C'est ce même intérêt de l'agriculture, invoqué sans doute pour excuser des habitudes aussi regrettables, qui nous permettra d'exprimer ici notre étonnement de ce que tant de matières capables de fertiliser le pays, se perdent journellement dans les rues de Draguignan, et deviennent pour les habitants une cause d'insalubrité on ne peut plus redoutable ; tandis que, par une intelligente économie domestique, on pourrait les utiliser et les convertir en de précieux éléments de richesse et de fécondité.

Organiser un service de balayage régulier, destiné à enlever toutes les immondices qui croupissent dans les rues ; défendre de les accumuler, comme par le passé, dans l'intérieur des maisons, et pour cela propager, faire adopter l'usage des fosses mobiles inodores, pour recueillir les urines et les matières fécales qui entrent pour une si large part dans la composition de ces cloaques infects ; établir une surveillance active qui ne permette pas d'éluder les obligations imposées ; transporter enfin tous ces résidus à une distance réglementaire des lieux habités, dans un établissement convenable : telles sont les premières mesures à prendre pour rompre avec le passé et préparer un meilleur avenir.

En faisant ces propositions, nous ne saurions hésiter entre les fosses mobiles à cuvettes inodores et les fosses d'aisance ordinaires, car celles-ci ont le grave inconvénient de faciliter des infiltrations qui peuvent altérer profondément la nappe d'eau sous-jacente, ce qu'il importe de prévenir à tout prix, lorsque surtout les terrains surperficiels sont aussi perméables qu'à Draguignan.

Des fosses d'aisance ne pourraient être tolérées dans ce cas, qu'en ayant le soin d'établir un double mur, et dans l'intervalle une couche suffisante d'argile de premier choix, toute autre disposition permettant des infiltrations dont les effets sont faciles à prévoir.

Quant à l'entrepôt des fumiers, boues, immondices, un fait d'observation qui ne saurait être trop médité, c'est que des établissements de ce genre sont moins difficiles à établir, et surtout moins onéreux qu'on ne pourrait le croire tout d'abord ; et nous sommes persuadé que si l'autorité locale, se pénétrant de nos convictions, voulait entrer dans cette voie, elle y trouverait bientôt de précieuses ressources et un ample dédommagement aux quelques dépenses d'installation qu'elle devrait s'imposer.

L'établissement destiné à recueillir les fumiers, matières fécales, boues et immondices, devrait, dans notre pensée, être placé à 400 mètres au moins des lieux habités, et conformément aux dispositions rendues obligatoires par le § 8 de l'annexe A de la circulaire de M. le Ministre de l'Intérieur, de l'Agriculture et du Commerce, en date du 15 décembre 1852, être installé de manière : 1° A ne recevoir que les matières fécales désinfectées dans les fosses d'aisance et transportées au moyen de tonneaux hermétiquement fermés ;

2° De les y déposer dans des fosses recouvertes de hangars, et de les couvrir de charbon, afin d'éviter toute émanation désagréable ;

3° De construire en maçonnerie les fosses destinées à recevoir ces matières, et de les cimenter de façon à empêcher les liquides de s'échapper à travers les terrains, ce qui leur permet d'altérer l'eau des puits et des citernes du voisinage ;

4° De déposer sous les hangars et à l'abri de l'humidité les matières converties en engrais.

Des dépenses sont évidemment nécessaires pour réaliser un projet de cette nature; mais il est facile de comprendre que la vente des engrais ainsi préparés, et dont les agriculteurs sont on ne peut plus avides, dédommagerait amplement la ville des dépenses de première installation, des fermiers ne tardant pas à se charger plus tard d'une exploitation qui ne saurait être que fructueuse.

Mais en agissant ainsi, dira-t-on peut-être, on ne remédie pas immédiatement aux inconvénients qui résultent de l'existence des foyers d'infection, inconvénients auxquels il importe cependant de mettre un terme? Sans méconnaître la valeur d'une objection qui ne saurait diminuer en rien la convenance, l'utilité de l'organisation proposée, nous dirons que, bien que nous considérions le transport à une distance voulue des matières putréfiables qui s'accumulent dans l'intérieur des cours des quartiers les plus populeux, nous pensons qu'entreprendre aujourd'hui les travaux destinés à les nettoyer, ne serait pas sans dangers.

Nous ne doutons pas, en effet, que si la mesure que nous indiquons comme la plus efficace était mise en pratique sans intelligence et en négligeant certaines précautions, on ferait plus de mal que de bien; car enlever au moment même, c'est-à-dire au milieu des chaleurs de l'été, les masses de fumiers dont il est question, nous paraît un moyen assuré d'amener fatalement le dégagement d'une plus grande quantité de matières délétères; les couches les plus profondes des immondices entassées étant dans un état de décomposition plus avancé, et partant laissant échapper, lorsqu'on les remue, des émanations plus dangereuses. Nous jugeons dès-lors convenable, tout en prenant les mesures nécessaires pour faciliter l'organisation qui précède, d'ajourner jusqu'à la saison froide le déblayage des cours remplies de fumiers, dont on neutraliserait d'ici là la fâcheuse influence par l'emploi habituel du plâtre, du charbon, du sulfate de fer et autres moyens déjà indiqués.

Grâce à cette sage temporisation, qui aura pour effet d'éviter les fâcheuses conséquences que le désir d'être trop promptement utile pourrait amener, il sera possible de pratiquer ce nettoyage dans des conditions on ne peut plus favorables, et dont il faudra profiter pour laver ces cours à grandes eaux, les paver si elles ne le sont point, et en revêtir les murs d'enceinte d'un enduit imperméable.

«Telles sont, disions-nous à M. le Préfet du Var, les mesures qui nous paraissent devoir le mieux répondre aux appréhensions bien naturelles qui assiégent encore sans doute une partie des habitants de Draguignan, au souvenir des nombreuses victimes qui ont été naguère frappées sous leurs yeux; fasse le Ciel que, dociles à votre voix, les populations, dont elles ont pour but de calmer les inquiétudes et de protéger les intérêts les plus chers, acceptent sans répugnance, sinon avec empressement, ce qu'elles peuvent avoir de contraire à des habitudes traditionnelles, aux intérêts particuliers, toujours si égoïstes et surtout si vivaces, et nous nous estimerons heureux de la part qu'il nous aura été donné de prendre dans leur réalisation. »

En formulant un vœu aussi désintéressé, nous ne nous inspirons, il faut bien le dire, que du désir d'être utile ; les relevés statistiques officiels que nous avons sous les yeux, établissant d'une manière péremptoire que le nombre des décès annuels l'emporte de beaucoup, au moins dans le cours des six dernières années, sur celui des naissances, fait qui ne saurait trouver son explication que dans la permanence d'action des conditions d'insalubrité au milieu desquelles vit la population du chef-lieu du département du Var.

Ainsi, des six années qui précédent, nous ne trouvons que celles de 1856 et 1857 dans lesquelles la différence entre les naissances et les décès soit à l'avantage des premières, bien que dans des proportions bien peu rassurantes, puisque nous ne trouvons que 245 naissances pour 224 décès dans la première, 220 des unes et 210 des autres dans la seconde. La différence n'est, en effet, que de 21 dans le premier cas, de 10 dans le second; de 31 pour les deux années.

Par contre, les années 1854, 1855, 1858 et 1859 offrent des différences on ne peut plus tranchées en faveur des décès, puisque nous comptons : pour la première, 207 naissances seulement et 323 décès ; 206 des unes et 462 des autres, pour la seconde ; 214 et 307 pour la troisième, et pour la quatrième, enfin, 241 et 285 : ce qui donne une proportion vraiment énorme en faveur des décès, puisque la différence de 116, pour la première de ces années, est de 256 pour la deuxième, de 93 pour la troisième et de 44 pour la quatrième ; total 509 pour les quatre.

8

En présence de chiffres aussi concluants et dont il serait bien difficile, pour ne pas dire impossible, de retrouver les équivalents sur d'autres points de l'Empire, nous ne pouvons hésiter à signaler la convenance, la nécessité d'entrer dans une voie qui mette un terme à d'aussi tristes résultats. Ce qui vient de se passer il y a quelques jours à peine, ce que nous révèlent des chiffres dont l'autorité ne peut être suspecte, ne saurait être lettre morte pour nous, et nous ne pouvons assez répéter que, s'il a été beaucoup fait, il reste encore beaucoup à faire, et qu'une large et belle place est, aujourd'hui comme toujours, réservée, nous en sommes convaincu, dans le souvenir et dans la reconnaissance des masses aux administrateurs éclairés qui prendront l'initiative de mesures aussi salutaires.

Un mot encore qui nous permettra, nous l'espérons du moins, en faisant la comparaison du chiffre de la population au nombre des personnes atteintes et à celui des décès, de confirmer ce que nous avions eu l'honneur de dire déjà : que l'opinion publique, alarmée, avait exagéré la gravité d'une situation qui, tout en ayant fait de nombreuses victimes, a prouvé une fois de plus que l'art du médecin n'était pas un vain mot, et que le corps médical tout entier pouvait s'enorgueillir, à bon droit, de compter dans son sein des hommes dont le zèle, le dévouement et l'abnégation étaient au-dessus de tout éloge.

D'après les appréciations des honorables confrères auxquels s'adressent les quelques mots qui précèdent, comme l'expression des sentiments d'estime qu'ils ont su nous inspirer, le chiffre des sujets atteints par l'épidémie aurait été de 720 environ. Il est à regretter, comme nous le disions ci-dessus, que des bulletins journaliers ne nous aient point permis d'arriver à une plus grande précision ; mais en acceptant ce chiffre avec la réserve obligée, et considérant celui de 11,000 comme représentant le nombre moyen des habitants, nous arrivons à ce résultat que les sujets atteints sont à la population totale comme 6,54 est à 100, la proportion des décès étant comme 0,87 est à 100.

Le nombre 720 exprimant le chiffre des sujets atteints, et 97 celui des décès, nous trouvons entre le premier et le second le rapport de 13,47 à 100, tandis que celui des guérisons est de 86,52 à 100.

Les sexes figurent en proportions assez inégales dans le chiffre des malades et des décès : ainsi, nos honorables confrères s'accordent à dire que les femmes comptent pour les deux tiers environ du nombre total des malades, c'est-à-dire pour 480, 240 représentant ceux de l'autre sexe ; quant aux décès, nous trouvons 54 femmes pour 43 hommes, ce qui établit 55,6 pour °/₀ des premières, et 44,3 seulement des seconds.

Une circonstance assez curieuse, c'est que le nombre proportionnel des femmes et des hommes atteints, a offert des différences assez tranchées au commencement, au milieu ou à la fin de l'épidémie ; c'est du moins ce qui résulte de l'examen des décès : ainsi, dans les commencements, bien que la première victime ait été un magistrat, décédé le 26 mars, nous comptons un bien plus grand nombre de femmes mortes que d'hommes, et cette proportion se maintient jusque vers les derniers temps, où le contraire a lieu. Ainsi, en distribuant les 97 décès survenus pendant la durée de l'épidémie par quinzaine, nous trouvons : du 20 au 31 mars, 1 seul décès, celui de M. Revoil ; du 1er au 15 avril, nous en comptons 6, 1 seul homme et 5 femmes ; du 15 au 30 du même mois, 4 des premiers et 14 des secondes ; enfin, tandis que du 1er au 15 mai nous trouvons 9 individus du sexe masculin et 12 du féminin, nous en comptons 28 de la première catégorie et 24 seulement de la seconde, du 15 au 31 mai ou mieux au 2 juin, époque où l'on n'a plus enregistré de victimes.

La conclusion toute naturelle de ce qui précède, c'est que la mortalité a plus spécialement porté sur les individus dont le genre de vie sédentaire, un régime peu fortifiant, étiolent et rendent par cela même plus accessibles à l'influence des causes pathogénétiques, en même temps que le séjour habituel à la maison les expose plus directement à l'action prolongée des effluves de mauvaise nature que nous avons vus se former d'une manière constante dans l'intérieur même des habitations ou dans leur voisinage.

Une circonstance qui plaide on ne peut plus directement en faveur de cette manière de voir, c'est qu'avant que l'épidémie eût revêtu les caractères extérieurs qui lui ont mérité son nom, nous voyons des fièvres dites ataxiques, pernicieuses, enlever, dès le 8 mars, de jeunes sujets dont le plus âgé n'avait que cinq ans. Comment concilier ces faits avec ceux qui prouvent que les adultes ont été presque exclusivement atteints? Nous avouons ici notre impuissance ; mais, fidèle narrateur, nous avons dû consigner les faits tels qu'ils s'offraient à nous', dussent-ils être contradictoires ; des observations ultérieures pouvant combler des lacunes qui ne nous permettent point de compléter aujourd'hui nos appréciations, et de faire disparaître des désaccords bien plus apparents que réels.

L'âge, nous le faisions pressentir ci-dessus, semble avoir exercé une influence bien explicite sur le nombre des décès, puisque nous n'en comptons que 1 seul avant un an, 1 d'un an à dix, 2 de dix à vingt, 15 de vingt à trente, 25 de trente à quarante, 28 de quarante à cinquante, 22 de cinquante à soixante, 2 de soixante à soixante et dix, 1 seul de quatre-vingts à quatre-vingt-dix. La plus grande mortalité a dès-lors eu lieu de vingt à soixante ans ; les sujets de quarante à cinquante ont payé toutefois le plus large tribut, puis viennent ceux de trente à quarante, de cinquante à soixante, de vingt à trente, de dix à vingt et de soixante à soixante et dix, *ex æquo* de un à dix et de quatre-vingts à quatre-vingt-dix, qui figurent au même rang.

Ces résultats sembleraient, à première vue, en désaccord formel avec la conclusion qui précède, et qui tend à établir que ce sont surtout des sujets étiolés, affaiblis, qui auraient été plus spécialement atteints. Il est assez généralement admis, en effet, que de vingt à cinquante ou soixante ans, il y a plus de force, de vigueur, plus d'activit qu'avant ou après l'une ou l'autre de ces époques.

Les apparences, nous n'hésitons pas à le dire, peuvent être en faveur de l'opinion commune ; mais si l'on y regarde un peu de près, on ne tarde pas à se convaincre que cette partie de la question constitue, comme nous l'avons dit dans une autre circonstance, un des problèmes des plus complexes, et dans la solution duquel doit entrer l'examen d'une infinité d'éléments dont il n'est pas toujours donné à tout le monde d'apprécier l'importance. De vingt à soixante ans, en effet, les forces actives ou agissantes sont les plus facilement appréciables, celles qui frappent le plus l'attention des personnes étrangères à la profession médicale ; mais les forces radicales, comme on le dit dans le langage de l'école, sont loin d'être aussi puissantes. Les écarts de régime, les passions bonnes ou mauvaises, les inquiétudes, les préoccupations de tout genre qui assiégent l'homme à cette époque de son existence, les travaux intellectuels soutenus ou autres auxquels il se livre, la responsabilité qui lui incombe, et pour les femmes les pénibles fonctions de la maternité, constituent, à nos yeux, un ensemble de causes de débilitation qui diminuent la résistance vitale, et la rendent incapable de supporter sans faiblir les attaques dont elle est l'objet.

Ces quelques observations suffiront, il nous semble, pour faire comprendre qu'aux deux extrêmes de la vie, l'insouciance du jeune âge, la régularité des mœurs et des habitudes de l'homme sur son déclin, doivent contrebalancer jusqu'à un certain point les inconvénients inhérents à ces deux époques de l'existence.

Nous ne saurions, puisque les mots régularité de régime se sont présentés sous notre plume, négliger un fait dont l'importance ne peut être méconnue, et qui tendrait à confirmer les appréciations que nous a inspirées ce que nous disions ci-dessus des conditions de débilitation inhérentes à l'âge adulte. Il est à remarquer, en effet, qu'aucun soldat de la garnison de Draguignan n'a été atteint par l'épidémie ; qu'il en a été de même des diverses congrégations religieuses et des jeunes pensionnaires qui y sont élevées. Ce rapprochement, sur lequel nous nous garderons d'insister, car il pourrait nous entraîner trop loin, suffit, il nous semble, pour donner une valeur incontestable à ce que nous disions il y a quelques instants.

Des considérations analogues nous permettraient d'établir que les professions ont concouru, pour une certaine part aussi, à rendre ceux qui les exercent plus ou moins accessibles à l'épidémie. Leur multiplicité et le petit nombre des décès qui se rapportent à chacune d'elles, ne sauraient nous permettre cependant d'arriver à quelque résultat précis : nous n'en sommes pas moins amené cependant, par le dépouillement auquel nous nous sommes livré à ce sujet, à cette conclusion, que les cultivateurs des deux sexes ont fourni le contingent de décès le plus considérable, car il ne s'élève pas à moins de 25 ; le chiffre des femmes de cette classe qui ont succombé étant de 14, celui des hommes de 11. Les conditions à peu près uniformes dans lesquelles vivent les deux sexes dans cette classe, nous permettent de comprendre jusqu'à un certain point la différence peu tranchée que nous venons de constater, et qui n'en démontre pas moins la vérité de celle que nous indiquions ci-dessus. Dans les autres catégories, en laissant de côté la question de sexe qui a été résolue et qui implique pour la femme des habitudes généralement plus sédentaires, nous trouvons que les professions qui, par leur nature, réclament une vie peu active, le séjour habituel dans des bureaux, dans des magasins, sans qu'une activité corporelle, inhérente à la profession elle-même, puisse en compenser les fâcheux résultats, ont donné plus de décès que celles qui remplissaient des conditions inverses. Un coup d'œil jeté sur le tableau extrait du registre de l'état civil de Draguignan, ne laisse aucun doute à cet égard.

Malgré l'exactitude du fait, depuis longtemps reconnu, que les maladies ordinaires sont bien moins nombreuses pendant le règne d'une épidémie, devant laquelle toutes les autres affections semblent même s'effacer, nous n'en avons pas moins eu à Draguignan un assez grand nombre de morts qui doivent leur être rapportées. Ainsi le total des décès, du 8 mars au 3 juin inclusivement, ayant été de 164, dont 97 suite de l'épidémie, nous n'en comptons pas moins de 67 qui seraient dus à d'autres maladies. En défalquant les quelques décès antérieurs au 26 mars, époque où la suette est indiquée pour la première fois sur le tableau que nous avons sous les yeux, les maladies ordinaires seraient intervenues pour un tiers environ dans les pertes éprouvées.

A ces appréciations, qui, sous une plume plus habile et plus exercée, auraient pu donner lieu à un travail d'une bien autre importance que celui que nous avons l'honneur d'adresser à l'Académie, nous ajouterons qu'au moment de déposer la plume, nous sommes très-heureux d'apprendre que, devançant en quelque sorte les propositions que nous avons formulées dans notre travail, l'autorité municipale de Draguignan a déjà fait supprimer les barrages du canal d'évacuation, et disparaître les cloaques immondes qui en couvraient les bords. Cet empressement de l'Administrateur éclairé qui veille aux intérêts de la cité, n'a rien qui puisse nous étonner, car nous l'avons vu à l'œuvre et nous savons tout ce que peut lui inspirer son zèle pour le bien public; nous ne saurions trouver, dès-lors, dans la mesure si pleine de sagesse qu'il vient de prendre, qu'une nouvelle occasion d'applaudir à ses actes et de l'encourager dans une voie qui doit, à une époque plus ou moins rapprochée, placer Draguignan dans des conditions de salubrité qui lui permettront de rivaliser avec toutes les autres villes du département dont il est le chef-lieu.

Vouloir est pouvoir, dans la plupart des cas de ce genre, et ce qui a été observé à Rochefort, dont la population a été si longtemps décimée par les fièvres d'accès, prouve combien une intelligente application des données de la science peut transformer un pays et le rendre sain, d'insalubre et de presque inhabitable qu'il pouvait être. En présence de faits aussi concluants, nous ne saurions hésiter sur la convenance, sur la nécessité d'entrer dans une nouvelle voie qui mette un terme aux fâcheuses influences que nous avons signalées, et nous nous estimerions heureux si, par une approbation digne de notre ambition, l'Académie daignait donner à notre travail la valeur et l'autorité qu'elle peut seule lui ménager.

www.ingramcontent.com/pod-product-compliance
Lightning Source LLC
Chambersburg PA
CBHW070830210326
41520CB00011B/2194